ESSAI

SUR LA

MÉTHODE ENDERMIQUE.

IMPRIMERIE DE E. POCHARD,
rue du Pot-de-Fer, n. 14.

ESSAI

SUR LA

MÉTHODE ENDERMIQUE;

LU A L'ACADÉMIE ROYALE DES SCIENCES

LE 25 SEPTEMBRE 1826.

PAR ANT. LEMBERT,

INTERNE DES HOPITAUX.

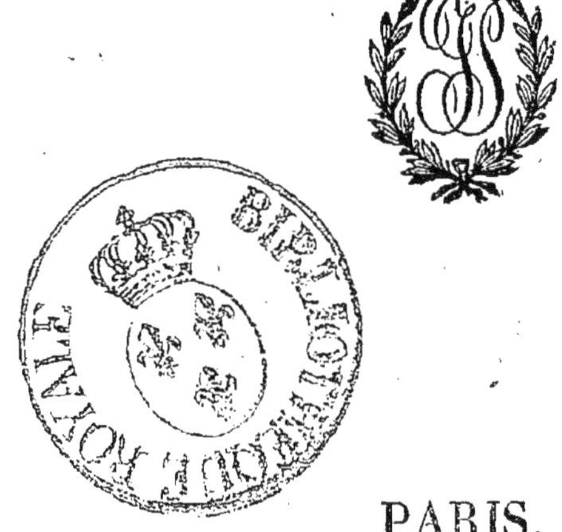

PARIS.

PARMENTIER, libraire, rue Dauphine, n° 14.

BALLIÈRE, libraire, rue de l'École de Médecine, n° 13 bis.

L'AUTEUR, rue du Petit-Carreau, n° 14.

1828.

A Monsieur et Madame

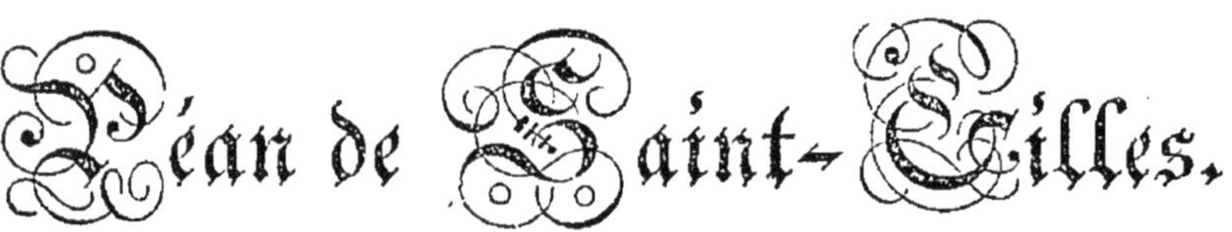

Faible témoignage d'estime & de reconnaissance.

Ant. Lembert.

AVANT-PROPOS.

Dès l'année 1823, je formai le projet d'expérimenter l'action des médicamens sur des surfaces dénudées, et de présenter cette méthode comme une branche auxiliaire de la thérapeutique.

J'étais alors placé, en qualité d'interne, à l'hôpital Cochin, et j'obtins du médecin en chef, M. Bertin, la liberté de mettre ce plan à exécution. Les résultats furent tellement satisfaisans, que je me hâtai d'en publier un extrait dans les Archives générales de médecine de l'année 1823.

Depuis cette époque, je n'ai cessé de

poursuivre mes recherches à l'hospice de la vieillesse (hommes), et particulièrement à l'hôpital de la Pitié, dans le service de M. le docteur Bally, auquel je me plais à témoigner publiquement ma reconnaissance.

ESSAI

SUR LA

METHODE ENDERMIQUE.

INTRODUCTION.

Si jamais l'art de guérir a pris une direction vraiment philosophique, c'est, sans contredit, depuis que nos moyens d'investigation se sont étendus et que nos sens, éclairés par d'ingénieux auxiliaires, parviennent à saisir les phénomènes les plus occultes, et à suivre pas à pas les différentes phases des altérations morbides.

Rendons-en grâce aussi à ceux qui ont recherché dans l'anatomie pathologique les véritables bases de la médecine, et qui, s'étant attachés à élaguer toute physiologie systématique, ont su discerner la part des faits de celle de l'imagination.

Un élan presque universel a entraîné les modernes à renouveler la science dans ses fondemens; mais une branche (et ce n'est pas la moins importante) paraît avoir échappé jusqu'ici à leur génie réformateur : je veux parler de la matière médicale.

Juger une maladie, la suivre, en prévoir l'issue, en saisir les indications, c'est, on ne peut le nier, la science-mère; mais on ne doit pas perdre de vue le but essentiel de notre art; celui de guérir. Lors même qu'un médecin ignore comment un médicament guérit, et quelle est la nature intime de la maladie contre laquelle il l'administre, il est souvent obligé d'y avoir recours.

Il ne faut point que la crainte de contrarier des théories imposées aux maladies, l'empêche de se servir des moyens en faveur desquels l'expérience dépose.

Il est des sources cachées dans lesquelles nous puisons, en dernière analyse, les causes premières de plusieurs maladies; ces causes agissent quelquefois dans des circonstances appréciables, mais leurs voies de transmission sont aussi mystérieuses que leur essence : il ne nous est pas plus donné de les connaître, qu'il n'est accordé aux physiciens de dévoiler le principe de l'électricité.

Leurs effets même, leurs premières impressions sur notre économie, sont ordinairement si subtils qu'ils échappent à nos sens.

Un individu s'expose dans l'atmosphère d'un variolé, il emporte avec lui un agent dont l'effet sera caché pendant plusieurs jours. Jusqu'ici rien de sensible, si ce n'est la circonstance pendant laquelle le principe de la maladie s'est communiqué. Le premier effet même reste inconnu pour nous, et ce n'est que lorsque l'affection des muqueuses, des tégumens et du cerveau s'est accompagnée de l'afflux des liquides et de la turgescence des solides, que nous commençons à juger par nos sens.

S'il nous était permis d'apprécier les causes élémentaires, on pourrait peut-être soustraire les parties à leur impression, et l'on aurait atteint le point le plus élevé de l'art de guérir. A défaut de cette connaissance, si nous avions seulement une idée des premiers changemens qu'elles impriment à nos organes, le remède serait facilement trouvé. Mais bien loin de là, nous attendons, pour faire la médecine *rationnelle*, qu'un organe ait passé par une série de perversions, et que ses propriétés physiques et vitales aient tellement changé, que nos sens en soient vivement frappés.

Lorsque l'appareil morbide est bien développé, quelques praticiens ne remontent même pas jusqu'aux altérations qui servent de base à l'état morbide; ils saisissent un effet éloigné, le combattent au détriment de la cause, et tournent ainsi leurs efforts contre le malade. D'autres, plus sages, s'élèvent jusqu'où peuvent les conduire leurs sens; mais ils oublient trop facilement que les causes premières impriment souvent à la maladie une marche forcée, qu'elles peuvent entraîner la mort avant que les organes aient eu le temps de subir des altérations appréciables, que leurs effets se reproduisent lorsqu'elles persistent, et qu'elles sont parfois de nature à provoquer des changemens auxquels rien ne peut remédier.

C'est peu faire pour l'humanité, que de dissiper une altération qui frappe tous les regards et sur la nature de laquelle il n'existe aucune incertitude, il faut encore savoir accepter l'expérience pour guide, lorsqu'il n'est plus permis de raisonner, et se considérer dans le cas de ce voyageur qui, après avoir profité de la lumière du jour pour assurer sa route, dirige encore sa marche dans les ténèbres à la faveur d'un feu lointain.

On ne peut cependant accepter sans défiance

les observations, dont les auteurs fourmillent, sur l'action des médicamens. Il est facile de voir que les uns ne doivent leur réputation qu'à l'imposture et au charlatanisme, et que d'autres, vraiment utiles, ont excité une grande diversité d'opinions. On sent qu'il faut que ces observations soient, avant tout, soumises à l'analyse d'un jugement sévère, et que, répétées sans prévention, elles subissent un oubli mérité, ou brillent d'un nouvel éclat.

Malgré les immenses progrès de la chimie moderne, la matière médicale est loin d'avoir atteint le niveau des autres branches de la thérapeutique. Nous n'avons, à quelques exceptions près, que des notions hasardées, incertaines ou incomplètes sur les propriétés des médicamens.

En recherchant les causes des contradictions apparentes des auteurs sur les mêmes médicamens, nous trouvons : 1° qu'on n'a pas distingué leur action topique de celle qui est consécutive à leur absorption ; 2° qu'ingérés tantôt sur un organe sain, tantôt sur un organe malade, les médicamens ont dû agir avantageusement dans le premier cas, et ajouter, dans le second, au désordre de l'organe; 3° que, méconnaissant la plupart des altérations du canal digestif, on était loin de s'apercevoir qu'il refusait souvent toute absorption ; 4° qu'on n'avait point égard aux propriétés physiques et chimiques des sécrétions muqueuses, des boissons et des alimens, comme si elles ne pouvaient apporter des obstacles mécaniques à l'absorption, et dénaturer les médicamens.

Il est vrai que les ténèbres qui enveloppent cette partie de la science, sont presque impénétrables, et il suffit de jeter un coup-d'œil sur les phénomènes qui accompagnent les différentes méthodes de médication, pour reconnaître combien sont multipliées les sources d'erreurs. Quelques réflexions à cet égard seront d'autant moins déplacées, qu'elles m'ont conduit à la méthode qui fait le sujet de ce travail.

APERÇU

SUR LES DIFFÉRENTES MÉTHODES DE MÉDICATION.

Lorsqu'on administre les médicamens à l'intérieur, leurs effets sont entièrement subordonnés à l'état et aux idiosyncrasies du canal digestif.

Si l'action topique du médicament n'est pas irritante, si la muqueuse gastro-intestinale est dans l'état de vacuité et d'intégrité, alors seulement on pourra compter sur les effets du principe absorbé : disséminé sur une immense surface, il trouvera des points de contact assez multipliés pour que chaque molécule puisse se rencontrer avec une bouche absorbante ; la chaleur et les mouvemens du canal digestif favoriseront sa dissolution ; la muqueuse intestinale, organisée pour se trouver en rapport avec des corps étrangers et recouverte d'un épithélium qui modère leur action, supportera le médicament sans douleur, tous ses absorbans lui seront ouverts.

Mais, le plus souvent, l'action topique des médicamens est stimulante ; c'est alors qu'il est impossible de discerner les phénomènes de leur irritation des effets consécutifs à leur absorption ; c'est alors que l'on doit craindre de ranimer des phlegmasies sur leur déclin, d'en provoquer de nouvelles ou d'exaspérer celles qui préexistent.

Lorsque les médicamens développent des phlegmasies chroniques, on les attribue le plus souvent à la marche de la maladie, et si, par le fait même de ces inflammations, l'absorption est affaiblie ou suspendue, on suppose ordinairement que l'économie s'est habituée au principe médicamenteux, et qu'il est nécessaire d'en élever la dose. C'est ainsi que l'on exaspère le mal déjà produit, et que l'on précipite la fin des malades.

Il est encore d'autres dispositions essentiellement contraires à l'absorption intestinale ; et, sans parler de cette couche de mucus concret qui enduit si fréquemment le conduit alimentaire et s'oppose tant à l'action des absorbans qu'à la dissolution des médicamens, nous fixerons seulement notre attention sur le mélange de ces derniers avec les alimens et les sécrétions variées qui sont versées dans l'estomac et les intestins ; et nous observerons que l'agent thérapeutique, perdu au milieu de ces matières, peut subir des décompositions qui le neutralisent, ou des combinaisons qui le transforment en un produit vénéneux.

L'ingestion des médicamens actifs par le rectum, présente moins d'inconvéniens, mais aussi moins de chances de succès, parce qu'il est habituellement rempli de féces, et qu'il conserve rarement, pendant un temps suffisant, les produits qui lui sont confiés. Nous remarquerons aussi qu'en raison des fonctions dévolues à cet intestin, il jouit d'une action absorbante bien inférieure à celle du reste du conduit alimentaire.

La méthode de porter des principes médicamenteux dans les voies aériennes, avec la vapeur de l'eau bouillante, est trop bornée pour nous occuper longuement. Contentons-nous d'observer que ce moyen est trop négligé, et qu'il est beaucoup d'affections thorachiques qu'il combattrait plus efficacement que l'administration indirecte à laquelle on a généralement recours.

Pour suppléer aux méthodes précédentes, on a proposé les frictions et les bains médicamenteux. Cette méthode a reçu une nouvelle extension depuis Chrétien, de Montpellier : MM. Alibert et Duméril en ont obtenu des effets bien tranchés. Elle a l'avantage de disséminer le médicament sur une grande surface, d'épargner les viscères abdominaux, et de produire sur la peau une révulsion favorable ; mais elle est subordonnée à des dispositions individuelles incalculables, et c'est presqu'un hasard quand elle répond à l'attente du praticien.

La couche inorganique qui recouvre le derme, offre, en général, un obstacle trop puissant à l'absorption; on ne peut espérer de succès, par cette méthode, que chez les enfans et les femmes délicates. Les frictions mercurielles réussissent, il est vrai, constamment; mais comment ne pénétrerait-il pas l'épiderme, ce métal si subtil qu'il sert à démontrer la porosité des corps?

Pénétré de la nécessité de remplir les lacunes et de remédier aux inconvéniens des différens modes d'administration généralement usités, je formai le plan d'une méthode qui consiste à dénuder la peau ou des tissus sous-cutanés et à mettre les médicamens en contact avec leurs absorbans.

Déja plusieurs applications de ce genre avaient été faites, et nous avons été mis sur la voie par les belles expériences de M. Magendie, sur l'absorption des médicamens. Murray avait annoncé que l'aloës, appliqué sur la surface d'un vésicatoire, ou d'un cautère, produit des évacuations alvines; mais il n'en a tiré aucune conséquence. Nous avons, d'ailleurs, répété plusieurs fois cette expérience sans succès. Le hasard a quelquefois démontré la puissance des applications endermiques. M. Bally, à la bienveillance duquel je dois un grand nombre de recherches sur la méthode endermique, a observé le narcotisme chez un enfant auquel on pansait des moxas avec du cérat lavé dans de l'eau distillée de laurier cerise. Ce même praticien rapporte qu'un particulier lui indiqua, aux Antilles, un moyen soi-disant infaillible contre la fièvre jaune, et qui consistait à frotter la surface d'un vésicatoire avec du mercure doux. M. Duméril a inoculé la petite vérole en appliquant, sur la surface d'un vésicatoire, un fil enduit du virus variolique. Le même praticien a guéri une paralysie de paupière en introduisant, dans une incision, de l'extrait de noix vomique. Rien n'est plus vulgaire que l'application du camphre sur les vésicatoires, et celle du quinquina sur les surfaces qui ont un aspect sordide. On peut encore citer d'autres applications, mais ce sont autant de faits isolés que personne n'a coordonnés, et dont on n'a déduit aucune conclusion générale pour la pratique.

La nécessité de trouver une voie nouvelle pour l'absorption des médicamens, a été généralement sentie, depuis que l'anatomie pathologique a démontré la coïncidence des lésions intestinales avec les états morbides, connus sous le nom de fièvres ataxiques et adynamiques;

et je pourrais citer, à ce sujet, l'opinion de M. Lordat. Pénétré de la contre-indication que l'état du canal digestif oppose à l'injection des stimulans, et de la nécessité de relever néanmoins les forces des systèmes nerveux et sanguin, dont l'affaissement prédomine, ce professeur indique la stimulation extérieure, et déclare que, s'il existait une voie nouvelle d'administration, il faudrait y recourir sans hésiter.

Quatre années de recherches m'ayant mis à portée d'apprécier les avantages et les inconvéniens de cette méthode, je vais en tracer un tableau succinct :

La plupart des médicamens ne subissent presqu'aucun mélange, aucune altération sur la surface des vésicatoires, sans qu'on puisse s'en rendre compte ; leurs effets sont toujours distincts et ne se confondent jamais avec le trouble morbide des organes digestifs.

Certaines substances qui sont habituellement, ou accidentellement, sans action à l'intérieur, en ont une très énergique lorsqu'elles sont extérieurement appliquées. La méthode endermique a l'avantage incontestable d'épargner aux organes digestifs toute irritation topique, et de ne point laisser le praticien dans l'alternative de porter un corps irritant sur des organes enflammés, ou de priver le malade des bienfaits consécutifs à son absorption. On peut prolonger l'emploi des médicamens avec une entière sécurité; et lorsqu'une surface a été altérée par leur contact, rien n'est plus simple que d'en établir une nouvelle; lorsque leur absorption détermine des effets fâcheux, on les suspend avec la plus grande facilité. Il est aussi des cas pratiques où la méthode endermique est seule admissible, soit que les orifices du canal digestif se ferment convulsivement, soit que l'estomac se soulève contre des breuvages qui blessent sa sensibilité, soit encore que l'on soupçonne l'existence d'une phlegmasie gastro-intestinale. Enfin, rien n'est plus facile que de suspendre ou de neutraliser les effets d'un médicament nuisible, administré par la voie que nous indiquons.

Nous aborderons franchement l'article des inconvéniens, et nous avouerons que le contact d'un grand nombre de substances est très douloureux sur des surfaces qui ne sont pas organisées pour se trouver en rapport avec des corps étrangers; quelques produits sont intolérables, d'autres amènent la mortification de la superficie de l'exutoire; il en est qui sont absolument sans effet. D'où il résulte que notre méthode n'est qu'auxiliaire, et ne peut exclure les médications ordinaires.

EXPOSITION

DE LA

MÉTHODE ENDERMIQUE.

La méthode endermique (εν δερμον) consiste à appliquer les médicamens actifs sur la surface du derme dénudé par l'action des vésicans, ou sur celle des tissus sous-cutanés. Il est des cas où l'injection des corps médicamenteux peut avoir lieu dans les aréoles du tissu cellulaire, et même dans une cavité ouverte à dessein; les agens thérapeutiques, ainsi déposés, sont confiés à l'absorption. Toutes les surfaces ne sont pas disposées à exercer cette fonction avec la même activité; nous préférons, en général, la surface des vésicatoires, et la raison est déduite des fonctions et de la texture de l'organe tégumentaire. Qui ne serait, en effet, frappé de la quantité prodigieuse d'exhalans et d'inhalans ouverts à sa surface, et de la multiplicité des ramifications lymphatiques et veineuses sur lesquelles il repose?

Nous avons observé que le tissu cellulaire sous-cutané absorbe également, avec facilité, lorsqu'il est lâche et privé de graisse. Dans un cas de tétanos nous avons ouvert la tunique vaginale avec le plus grand avantage. On n'en sera pas surpris en se rappelant que les membranes séreuses sont en première ligne, pour l'activité avec laquelle elles absorbent.

Quoique simple, au premier énoncé, la méthode endermique se complique dans son application; les détails relatifs à la formation des surfaces, à leur entretien, au mode d'application des médicamens, aux phénomènes locaux et généraux consécutifs, doivent être notés avec la plus scrupuleuse attention. Ils fournissent très souvent des données particulières pour le traitement. Nous pourrions citer à cet égard un jeune homme qui offrait, depuis six mois, des paroxismes tierces; le sulfate de quinine appliqué à l'extérieur, à la dose de dix grains, n'avait que modéré les accès; nous apprîmes que dix minutes après l'application de ce médicament, une vive chaleur irradiait du bras dans le thorax, et de là dans toute l'économie; dès lors nous n'appliquâmes le médicament qu'un quart d'heure avant l'accès : il fut complètement supprimé.

DE LA FORMATION DES SURFACES.

Nous n'insisterons pas sur les moyens généralement connus pour vésiquer la peau; nous noterons seulement qu'on doit exclure l'eau bouillante, parce que son action est incertaine, dangereuse, et qu'elle mortifie le plus souvent la superficie du derme, en sorte qu'il n'est plus susceptible d'absorber. On pourra épargner une grande partie des douleurs de la vésication en entourant les vésicans de cataplasmes émolliens. M. Rayé est parvenu, à l'aide de ce moyen, à dénuder le derme sans que les malades l'aient senti.

DE L'ENTRETIEN DES SURFACES.

Lorsqu'on lève les vésicatoires, si l'épiderme est détaché par un fluide limpide, une ouverture, pratiquée à la vésicule, en lui donnant issue, peut aussi permettre d'introduire le produit pharmaceutique, sans qu'il soit nécessaire de dépouiller le derme. L'absorption est alors plus active. On ne peut en trouver la raison qu'en admettant que le contact de l'air produit, sur les bouches absorbantes dénudées, une astriction analogue à celle qu'il détermine sur les extrémités artérielles et veineuses.

Pendant les premiers pansemens, il faut enlever soigneusement une pellicule transparente, qui se reproduit sur le derme tant qu'il n'est pas en suppuration; lorsque celle-ci s'est établie, il faut apporter le même soin à détacher les concrétions couënneuses. Nous recommandons à cet effet les lotions avec le chlorure de chaux.

Les exutoires calleux sont en général plus faciles à remplacer qu'à ranimer; l'œdème, la sanie des bourgeons, leurs fongosités, nuisent aussi à l'absorption; il faut recourir au cérat carbonné, dans le premier cas, et traiter le dernier par la cautérisation.

Lorsque l'inflammation se manifeste à un faible dégré, l'absorption est souvent active; mais, lorsqu'elle dépasse les bornes d'une excitation modérée, l'absorption est en raison inverse de son intensité.

Nous avons long-temps recherché quels sont

les médicamens qui entretiennent le mieux la suppuration des surfaces, et jusqu'à présent tout nous porte à juger que l'extrait de scille, la strychnine et l'émétique, sont au premier rang; que la quinine, la morphine, l'extrait de jusquiame et le kermès occupent le second. Parmi les substances qui ont une action dessiccative, nous pouvons noter le proto-chlorure de mercure et l'acétate de plomb.

Il est à remarquer que la propriété qu'a tel ou tel médicament, de faire suppurer ou dessécher une surface, ne paraît pas en raison directe de l'irritation qu'il produit, car les principes qui nous ont paru les plus douloureux au contact, sont l'extrait de jusquiame, l'extrait de belladone, le proto-chlorure de mercure et l'iode; ces deux dernières substances ont produit la mortification des points sur lesquels elles avaient reposé.

DE L'APPLICATION DES MÉDICAMENS.

Elle se fera sur les points les mieux dénudés et de préférence avec les médicamens qui jouissent de propriétés actives à petite dose. Ils seront réduits en poudre impalpable, s'ils en sont susceptibles. Si leur action topique est trop irritante, la gélatine ou l'axonge serviront à les incorporer, et l'on augmentera leur dose à proportion de leur véhicule; les liquides seront versés lentement et goutte à goutte; les corps résineux seront étalés comme des emplâtres. On peut recouvrir ces substances avec un topique ordinaire; mais il faut toujours éviter de lui donner trop d'épaisseur. On doit observer, pendant l'administration des médicamens, une marche croissante, stationnaire, puis décroissante.

Il est des substances, telles que la morphine, dont il faut rarement élever la dose, parce que leur action cesse d'être efficace, et devient même perturbatrice.

DE LA POSITION DES SURFACES.

M. Bally a éveillé notre attention sur l'influence de la position des surfaces : ce praticien a observé que les médicamens ont une action d'autant plus énergique, qu'elles sont plus rapprochées des centres nerveux. Il a vu un cas où un seizième de grain d'acétate de morphine a déterminé la stupeur et le narcotisme. Nous avons vu le même médicament déterminer d'autant plus facilement la dysurie, qu'il était appliqué plus près des organes génito-urinaires. La strychnine porte son action spécialement sur les membres paralysés, quelle que soit la distance de l'exutoire; néanmoins, il nous a semblé que l'effet était d'autant plus énergique, que l'exutoire était plus rapproché de la partie malade.

La belladone, sur un vésicatoire des extrémités inférieures, s'est à peine fait sentir à l'encéphale; de son application sur un lieu plus rapproché, il est résulté des effets violens.

Il faut particulièrement s'attacher aux régions où la peau offre le plus de finesse, où la transpiration se fait le mieux sentir. Chez les vieillards la région interne des membres doit toujours être préférée à l'externe.

DE L'ÉTENDUE DES SURFACES.

Elle sera toujours proportionnée à la quantité des substances que l'on veut administrer, et au temps pendant lequel on compte en faire usage. M. Bally pense que l'on retirera plus d'avantage de l'application des médicamens sur un grand nombre de petites surfaces, que de celle qui aurait lieu sur un exutoire unique, qui les égalerait toutes en étendue.

DES MOYENS DE REMÉDIER

AUX ACCIDENS QUI PEUVENT SUIVRE L'APPLICATION DES MÉDICAMENS.

Dans le cas où des accidens se déclarent à la suite de l'application des médicamens, lever l'exutoire et le déterger, c'est la première indication; on peut ensuite le recouvrir d'une substance qui neutralise le poison ou suspende ses effets. C'est ainsi que nous avons fait céder un tétanos, provoqué par deux grains de strychnine, en substituant sur la même surface deux grains d'acétate de morphine.

On peut aussi profiter de la proposition de M. Barry, et appliquer une ventouse sur la surface absorbante. M. Bouillaud a fait voir que la compression de l'exutoire est également efficace.

DES PHÉNOMÈNES

CONSÉCUTIFS A L'APPLICATION DES MÉDICAMENS.

Les médicamens déterminent deux effets bien tranchés ; une action topique immédiate et une action consécutive à l'absorption.

Le premier, généralement irritant, consiste ordinairement en un prurit ou une sensation de brûlure, qu'accompagnent la rougeur et l'injection des surfaces dénudées.

Le second, aussi varié que les médicamens, se manifeste dix minutes, une, deux et trois heures après les applications ; il s'annonce, en général, par un sentiment de chaleur qui se répand de la partie dénudée vers la cavité splanchnique la plus voisine, et qui, de là, se propage dans toute l'économie, en suivant le trajet des principaux troncs vasculaires et nerveux.

DE L'ABSORPTION ENDERMIQUE.

Si l'on pouvait encore méconnaître l'absorption cutanée, si des expériences récentes n'avaient dissipé tous les doutes à cet égard, la méthode endermique en fournirait des preuves irréfragables. Plusieurs observations ont démontré que, quel que soit le point de l'organe tégumentaire auquel on confie l'absorption, le médicament a une action spéciale sur un système d'organes. Nous avons vu, par exemple, le kermès appliqué sur un vésicatoire qui siégeait derrière l'oreille, agir particulièrement sur les bronches; la strychnine, déposée du côté opposé à une paralysie, agir uniquement sur les parties paralysées; la belladone, appliquée sur un pied, agir spécialement sur la faculté optique.

Ces effets peuvent-ils être expliqués par le jeu des sympathies? Non certes, car on ne s'est jamais avisé d'établir des liaisons entre les bronches et la peau qui recouvre l'apophyse mastoïde, entre les tégumens du pied et l'appareil optique. Nous ferons aussi remarquer que l'on peut faire absorber successivement, à la même partie de la peau, des substances qui ont une action tranchée sur des systèmes différens, et prouver par là que les effets n'ont pas lieu par sympathie ; à moins d'admettre qu'une petite surface, comme celle d'un vésicatoire, sympathise également avec tous les organes, et qu'elle exerce ce privilège à tour de rôle avec chacun d'eux ; ce qui est en contradiction formelle avec le sens que l'on attache généralement aux sympathies. La sympathie est une liaison de développement, d'action et de souffrance, d'autant mieux prononcée, qu'elle est bornée entre un plus petit nombre d'organes : donner trop d'extension aux relations sympathiques, c'est les anéantir.

Dira-t-on que l'irritation provoquée par les substances, est transmise au cerveau par les cordons nerveux, et que l'encéphale réagit ensuite sur les différens organes ? M. Magendie a déjà répondu à cette supposition : il dépose un poison dans un membre dont il a coupé en travers tout le système nerveux, et qu'il ne laisse en communication avec le tronc que par une veine et une artère ; il en résulte un empoisonnement bien marqué.

Autre fait : plusieurs substances diminuent

ou même disparaissent des surfaces sur lesquelles on les avait posées.

Il est facile de s'en assurer, en les plaçant sous une petite cloche métallique adaptée à la surface, et invariablement fixée. Certaines substances laissent un résidu, même parmi les alcalis végétaux, d'autres disparaissent complétement.

Je ne citerai pas, à l'appui de l'absorption du derme, les récits de Clarck, qui prétend que des voyageurs ont apaisé leur soif par l'immersion des pieds dans l'eau; ceux de Symson, qui vit baisser le niveau de l'eau dans une cuve où étaient plongés les pieds d'un fébricitant; ceux de Paracelse, qui prétend avoir soutenu des malades par des bains nourrissans; enfin, ceux de Fontana, Gorter, Keil et Bichat; ce dernier qui avait plongé son corps dans l'atmosphère d'un amphithéâtre, tandis qu'il respirait un air pur, remarqua que ses excrétions portaient ensuite l'odeur des matières animales en putréfaction. J'ai préféré m'appuyer d'expériences qui aient trait à la méthode endermique.

L'absorption nous a toujours paru plus active à la partie interne qu'à la partie externe des membres, à la partie antérieure qu'à la partie postérieure du tronc; chez ceux qui ont la peau fine et délicate, que chez ceux qui l'ont sèche, brune, dense, écailleuse ou poilue. Il nous a semblé qu'elle s'exerçait mieux le soir ou la nuit, à la suite du bain et lorsque les voies digestives sont dans l'état de vacuité; enfin, si nous ne nous sommes pas trompés, elle est plus énergique dans les temps humides que dans les temps secs, dans les saisons chaudes que dans les froides. Quant au mode d'absorption, nous pensons que les substances pénètrent d'abord par imbibition dans les espaces celluleux, où elles ont une action directe, et que, prises ensuite par les extrémités lymphatiques et veineuses, elles traversent tous les organes avec le système circulatoire.

Cette hypothèse nous a été suggérée par l'observation de plusieurs malades, chez lesquels l'acétate de morphine produisait immédiatement le calme sur la partie qui l'absorbait, tandis que les effets généraux, tels que le prurit, la somnolence, la contraction des pupilles, ne se manifestaient qu'une demi-heure après. Chez d'autres individus que l'on traitait par ces applications sur des surfaces éloignées des points douloureux, la sédation locale n'avait lieu qu'après un plus long intervalle, et en même temps que les phénomènes généraux.

RÉSULTATS
DE L'APPLICATION DES MÉDICAMENS
A L'EXTÉRIEUR.

OBSERVATIONS SUR LA MORPHINE
ET SON ACÉTATE.

L'action topique de la morphine est légèrement stimulante, elle consiste le plus souvent en un prurit ou de légers picotemens auxquels le calme succède presque immédiatement. La morphine pure et bien séparée du principe de Derosne agit à l'extérieur comme son acétate, elle a même sur cette dernière préparation l'avantage de moins irriter les surfaces.

Ce médicament entretient très bien la suppuration de l'exutoire. Nous l'avons vu déterminer dans un cas l'hypersarcose de la surface dénudée. Lorsqu'on l'administre à l'extérieur, ses effets sur l'appareil digestif sont très bornés. Nous avons observé de légères nau-

digestif sont très bornés. Nous avons observé de légères nausées dans un cas sur cent ; mais la constipation est un phénomène beaucoup plus fréquent. La dysurie s'est manifestée six fois sur deux cents; trois fois, la quantité des urines a notablement diminué.

Ces effets sont bien plus violens lorsqu'on administre la morphine par les voies digestives; d'abord, selon toutes les probabilités, elle se tranforme dans l'estomac en un sel soluble, saturée par les acides qui s'y trouvent. Lorsqu'elle est administrée pour la première fois à la dose d'un ou deux grains, elle détermine des vomissemens qui se prolongent souvent pendant plusieurs jours ; des douleurs plus ou moins vives se font sentir à l'épigastre et dans le trajet des intestins ; on observe généralement une constipation opiniâtre. Les animaux, auxquels on donne une forte dose de cette substance, éprouvent, dès le commencement de l'expérience, des accidens graves dans les voies digestives ; et lorsqu'on ouvre les cadavres à la suite de cet empoisonnement, on y trouve des traces d'une inflammation violente. Les urines deviennent rares, leur émission se fait lentement, parfois il y a rétention complète.

Appareil respiratoire : Il ne présente que la diminution des sécrétions bronchiques, le ralentissement des mouvemens de la respiration et parfois de l'engouement, quel que soit le mode d'administration.

Appareil circulatoire : Il offre des phénomènes très remarquables ; le pouls descend le plus souvent au-dessous du type physiologique pour la fréquence et la force. Dans un cas, de l'engorgement s'est manifesté sur le trajet des lymphatiques qui étaient situés au-dessus de la surface absorbante. Le diaphorèse est loin d'être un phénomène constant.

Appareil génital : Il n'offre jamais d'orgasme.

Appareil de relation: Il tombe ordinairement dans la torpeur, les contractions se ralentissent et perdent toute énergie. M. ORFILA a observé que, lorsqu'on fait avaler à des chiens ou à des chats, depuis quarante jusqu'à cent grains d'acétate de morphine, on voit, peu d'instans après, le train postérieur affaibli et la marche peu assurée. « Les animaux, dit-il, paraissent « endormis, tremblent ou restent tranquilles, « mais ils se réveillent au moindre bruit ; quel« que temps après ils s'agitent, et lorsqu'on « les touche ils marchent en traînant leurs « membres pelviens qui sont comme paralysés.

« Au bout d'une ou deux heures, les animaux « éprouvent des mouvemens convulsifs; ils « font des efforts pour se relever et retom- « bent. Il n'est pas rare, lorsque la mort doit « terminer l'empoisonnement, d'observer vers « la fin de la maladie un ou deux accès, pen- « dant lesquels les animaux sont couchés sur « le ventre, les pates écartées, la tête portée « en arrière, les yeux fixes, la respiration « bruyante et les membres convulsés. »

Appareil cutané : La peau est chaude et moite (on a noté qu'elle est habituellement sèche lorsqu'on administre à l'intérieur). Mais ce qui fixe surtout l'attention c'est le prurit dont elle est le siège. Cette sensation se fait particulièrement sentir autour du nez et dans les fosses nasales. Ce caractère avait été noté par M. Bally, à la suite de l'administration de la morphine à l'intérieur; il est tellement constant, que ce docteur ne balance pas à le regarder *comme le signe le plus positif de l'empoisonnement par la morphine.* Il n'est point rare d'observer des éruptions à la suite de l'administration extérieure de ce médicament. Dans un cas, nous avons vu une éruption furfuràcée très étendue, et dans un autre, une éruption analogue à la scarlatine : trois fois nous avons noté l'*herpes labialis.*

Appareil des sens : Les pupilles sont toujours contractées. M. ORFILA fait remarquer que chez tous les animaux qui prennent à l'intérieur de la morphine pure ou combinée avec les acides, la pupille reste contractée ; qu'il n'y a que très peu d'exceptions à cet égard, pourvu que les doses de morphine soient administrées successivement et sans produire de trouble.

Si nous avons toujours vu la contraction des pupilles, c'est que, administrant le médicament à l'extérieur, nous n'excitons presqu'aucun trouble dans l'appareil digestif. Mais lorsqu'il arrive, ainsi que le fait remarquer le professeur déjà cité, que la morphine soit donnée à l'intérieur à forte dose, de manière à occasioner des vomissemens, des angoisses, de l'agitation, il y a autant de cas où les pupilles sont contractées que de cas où elles sont dilatées. M. BALLY a même observé alors une grande variété d'un instant à l'autre. Si l'on a reconnu que la pupille était contractée, dilatée, ou dans l'état naturel, pendant l'administration de l'opium, qui contient beaucoup plus de principes irritans que la morphine pure, c'est que l'on a confondu les effets du médicament avec ceux des gastro-entérites qui se développent pendant son usage, ou qui préexistent. Cette circonstance explique facilement la différence d'action, suivant que l'opium est administré à l'intérieur ou à l'extérieur. Dans le premier cas, son action topique est supportée par une partie saine dont les sympathies sont bornées ; tandis que, dans le second, l'effet topique ranime souvent des phlegmasies d'organes, qui font partager leur souffrance à toute l'économie. Nous avons observé que les paupières sont très fréquemment boursoufflées, œdémateuses et cernées, les yeux humides et brillans ; ils deviennent hagards lorsque la dose est trop élevée ; le malade est alors tourmenté par des éblouissemens ou des allucinations.

Appareil d'innervation : Des rêvasseries, le sommeil, ou le carus, suivant les doses ; le tournoiement de tête, des vertiges, souvent un peu de délire, des étourdissemens, une céphalalgie gravative, des épistaxis rares, de la disposition à la défaillance, parfois de l'ivresse et une gaîté insolite, tels sont les effets de la morphine sur le système nerveux.

Expérience sur les animaux : Nous avons déposé six grains d'acétate de morphine dans une incision pratiquée au milieu du tissu cellulaire du dos d'un chien de moyenne taille ;

les effets se sont manifestés une demi-heure après ; il a succombé dans l'espace de six à sept heures, alternativement frappé de paralysie et de convulsion ; il n'a point éprouvé de vomissemens. Deux grains de cette substance dans la plèvre d'un petit chien, ont déterminé la mort en une demi-heure.

Les effets de ce poison ont été encore plus rapides lorsqu'il a été injecté dans les veines.

Selon M. ORFILA, la morphine appliquée sur les nerfs et la moëlle épinière produit des effets plus intenses que dans l'estomac, et le même produit mis en contact avec le cerveau, ne détermine ni contraction des pupilles, ni paraplégie.

J'ai pratiqué sur un chien de moyenne taille une incision sur chaque côté de la colonne dorsale ; d'un côté, j'ai déposé six grains d'acétate de morphine, et de l'autre, trois grains de strychnine ; aucune des deux substances n'a paru agir. Se neutralisent-elles mutuellement ? C'est une question dont la solution demande un plus grand nombre d'expériences.

Action curative : L'action curative est des plus énergiques, la plupart des douleurs se calment comme par enchantement sous son influence. Chez l'adulte, on n'obtient d'effet énergique qu'à la dose d'un demi-grain à deux grains. On peut débuter par un seizième de grain. Lorsqu'on l'administre brusquement à trop forte dose, les malades contractent une telle susceptibilité, que la plus petite quantité provoque ensuite des accidens.

OBSERVATIONS.

HÉMIPLÉGIE,

SUITE D'APOPLEXIE, TRAITÉE PAR LA STRYCHNINE; TÉTANOS CONSÉCUTIF A SON EMPLOI, GUÉRI PAR L'ACÉTATE DE MORPHINE.

Le sujet de cette observation est un homme d'une quarantaine d'années, robuste et sanguin, qui eut le côté droit et particulièrement le bras paralysé par suite d'une apoplexie. Nous ignorons les circonstances antérieures à l'époque où nous l'avons vu, il était alors dans l'état suivant : le bras droit pouvait à peine être porté au niveau de la bouche, dont la commissure droite était inclinée. Le membre pelvien correspondant supportait le poids du corps, mais ne servait que très peu à la progression; la température et le pouls du côté paralysé étaient affaiblis, et la sensibilité des extrémités engourdie. Pendant un mois, le malade avait été soumis à l'usage de l'extrait alcoolique de noix vomique, porté sans inconvénient jusqu'à quatorze grains. Ce médicament n'avait déterminé que des soubresauts dans les muscles paralysés, la dose de quinze grains produisit des convulsions tétaniques du même côté. On ne parvint qu'avec beaucoup de peine à les faire cesser, vers la dixième heure, par l'usage d'une saignée et d'une potion avec acétate de morphine 4 grains. Voulant juger des effets de la strychnine à l'extérieur, nous appliquâmes un vésicatoire sur le bras sain, et, lorsqu'il fut en suppuration, nous le couvrîmes d'un demi-grain de strychnine. La dose, augmentée tous les jours d'un quart de grain, sans effet, fut portée à deux grains, mais deux heures après le pansement : tétanos des plus intenses de tout le côté malade, mâchoire convulsivement serrée, bras étendu et renversé dans la pronation. (Le membre pelvien participe, au plus haut degré, à la roideur tétanique ; il est étendu et renversé dans l'adduction). Convulsions accompagnées de gêne dans la respiration et d'un sentiment de distention dans les muscles, pas de fréquence dans le pouls, mais frisson général avec tremblement.

Lorsque nous arrivâmes, déja un peu de roideur s'était propagée au côté sain ; l'appareil fut aussitôt levé. Nous lavâmes et détergeâmes la surface du vésicatoire avec le soin le plus scrupuleux; deux grains d'acétate de morphine furent immédiatement substitués à la strychnine. Dix minutes après, le malade fut soulagé; il sentit l'envie de dormir; ses membres cédèrent et revinrent graduellement à l'état naturel.

Tout disparut en moins d'un quart d'heure. Cependant il est vrai de dire que, jusqu'à onze heures du soir, il conserva une grande susceptibilité nerveuse, et que le moindre bruit faisait sauter les membres paralysés. Le reste de la nuit fut passé dans le sommeil et le calme le plus absolu. Le malade nous déclara, le lendemain, qu'il éprouvait un peu plus de facilité dans les mouvemens, et que son pied droit était moins engourdi. Néanmoins, nous ne crûmes pas devoir répéter l'expérience, nous estimant fort heureux d'avoir pu faire céder un accident qui prenait un caractère aussi grave.

De ce fait nous concluons, 1° que la strychnine est absorbée sur la surface des vésicatoires, et qu'elle porte un action très énergique sur les membres paralysés; 2° que, lorsque sa dose est un peu élevée, elle peut amener le tétanos; 3° que la méthode endermique offre l'avantage d'arrêter et de neutraliser les suites des médicamens qui ont une action nuisible ; 4° que l'acétate de morphine a des effets diamétralement opposés à ceux de la strychnine, et neutralise ces derniers.

Le succès obtenu dans ce cas, par l'acétate de morphine, nous avait fait préjuger et annoncer que ce médicament, appliqué à l'extérieur, pourrait avoir une grande action dans le tétanos ; ce qui n'était qu'une conjecture s'est enfin vérifié. Deux observations de tétanos, guéris par l'acétate de morphine, nous ont été récemment communiquées par un de nos collègues.

TÉTANOS TRAUMATIQUE.

Ursin, Marie, âgée de 28 ans, scrophuleuse, avait été reçue à la Salpétrière, pour un ulcère atonique, qui siégeait au niveau de la malléole externe gauche, et avait mis à nu le tendon du long péronier. Le 10 juin 1824, l'externe qui la pansait exerça quelques tiraillemens sur le tendon qui était à découvert, et donna lieu à de vives douleurs ; elles persistèrent pendant dix minutes, et furent accompagnées de vomissemens et d'un malaise extrême; une heure après l'accident, fourmillement tout le long de la jambe gauche, chute, perte de connaissance; on vient me chercher.

A mon arrivée, je trouve les mâchoires serrées l'une contre l'autre, tous les muscles du col dans un état de rigidité extrême, le ventre tendu, aussi dur qu'une pierre, les deux jambes convulsivement fléchies, sans qu'il soit possible de les ramener à l'extension, les yeux fixes, immobiles dans leurs orbites, les joues tirées en arrière vers les oreilles, le pouls dur, précipité. Je fais, à l'instant, une saignée de trois palettes et je place, quelque temps après, trente sangsues à la marge de l'anus. Deux heures après, je trouvai la malade dans le même état; je la fis transporter dans un bain tiède, où elle resta une heure. Point de changement, j'essayai alors, sur le col et les jambes, les frictions mercurielles, je mis un vésicatoire à la nuque, et j'administrai les boissons sudorifiques; tout fut sans succès.

C'est alors qu'ayant sous les yeux les observations de M. Lembert par la métode endermique, je résolus de mettre l'acétate de morphine en usage. Je mélangeai un quart de grain d'acétate de morphine avec une très petite quantité de cérat, et, à dix heures du matin, second jour de la maladie, j'en recouvris la surface d'un vésicatoire; le trismus cessa complètement, mais la rigidité du col ayant persisté, la dose de l'acétate de morphine fut doublée à huit heures du soir. Je me rendis auprès de la malade à onze heures, tout était revenu à l'état normal; la nuit fut calme. Le lendemain, il ne resta plus qu'un peu de lassitude.

TÉTANOS SPONTANÉ.

Broin, Marguerite, d'un tempérament nerveux, d'une constitution grêle et délicate; placée, depuis cinq ans, à la Salpêtrière, dans le dortoir des incurables, pour des dartres qui siégeaient à la partie interne des membres thoraciques et abdominaux, se promenait, le 23 juillet, avec une épileptique, qui tomba dans ses bras, frappée d'une attaque. A cette vue, Brouin éprouve une syncope. De retour dans son dortoir, elle veut raconter à ses compagnes l'accident qui vient de lui arriver; au milieu de son récit, elle est prise de convulsions, auxquelles les assistantes ne portent que des secours inutiles. A mon arrivée, je trouvai la face tirée en haut et en dehors, les mâchoires rapprochées, immobiles, et ne laissant entre elles que l'espace nécessaire pour l'introduction d'un tuyau de plume; les avant-bras fortement fléchis sur les bras, le col tendu et renversé en arrière, et tout le corps dans une rigidité générale.

Convaincu que j'avais à combattre un tétanos spontané, je ne balançai pas un instant à mettre en usage l'acétate de morphine. Je plaçai, à onze heures du matin, un petit vésicatoire à la nuque; je le levai à trois heures de l'après-midi, et le saupoudrai avec un quart de grain d'acétate de morphine. A six heures du soir, le trismus n'existait plus, les autres accidens persistaient; j'appliquai de nouveau un quart de grain d'acétate de morphine; à dix heures du soir on put étendre les avant-bras. Ce ne fut que pendant la nuit que les muscles du col, de la face et des yeux, reprirent leur mobilité normale. Le matin, à sept heures, l'orage était dissipé. Le 25 juillet, la malade a pu vaquer à ses occupations.

Il est à regretter que les circonstances n'aient pas permis de donner à ces observations plus d'authenticité; elles sont d'autant plus remarquables, qu'il a suffi d'une très petite quantité d'acétate de morphine. J'avoue que dans des cas semblables, je n'aurais pas hésité à appliquer un grain le matin, un grain le soir, et beaucoup plus si les accidens avaient résisté; c'est du moins la conduite que j'ai tenue dans un cas qui s'est présenté à l'hôpital de la Pitié, et qui a eu pour témoins tous les élèves qui suivent la clinique de M. Bally.

TÉTANOS COMPLIQUÉ

DE PLEURO-PNEUMONIE ET DE MÉNINGITE.

Le nommé Brault, Louis, âgé de 33 ans, homme grèle, essentiellement nerveux, était, depuis cinq jours, en traitement pour une pleurésie aigue, lorsque, le 22 avril, il se leva brusquement sur son séant, parut livré à une agitation désordonnée, proféra des cris et se roidit à plusieurs reprises. En moins de vingt minutes, il tomba dans un état tétanique des plus violens. Deux heures après, nous l'observâmes dans l'état qui suit : Face animée, sueurs d'expression, renversement convulsif de la tête à gauche et en arrière, trismus si violent que la lèvre inférieure, comprise entre les dents, est en partie coupée; flexion permanente des avant-bras sur les bras, poings fermés, extension tétanique du tronc et des membres inférieurs, vibration du bassin au plus léger contact, ronflement, carus, inspirations saccadées, égophonie à la partie postérieure gauche du thorax, secousses convulsives dans les membres, occlusion des paupières, contraction des sphincters anaux. Rien ne pouvant être administré, même en lavement, on prescrivit des sinapismes aux jambes et des vésicatoires aux cuisses, avec l'eau bouillante. La peau fut simplement blanchie et crispée par ce liquide; mais on ne détermina pas de vésication. On appliqua deux autres vésicatoires à l'aide des cantharides; à trois heures du soir je trouvai le malade dans le même état (cet état avait commencé à huit heures du matin). Persuadé que la maladie marchait vers une terminaison fâcheuse, je pratiquai une incision au scrotum, et en écartant, à l'aide du doigt, une partie du tissu cellulaire de cette région, je formai une cavité dans laquelle j'introduisis facilement deux grains d'acétate de morphine. Une heure après, je trouvai le malade occupé à se gratter la poitrine avec la main droite; le tétanos des bras et des mains avait en partie cédé. A cela près, l'état du malade n'avait point changé; ses pupilles me parurent fortement contractées. A six heures du soir (c'est-à-dire, trois heures après l'opération), plus de tétanos; calme, réponses justes et intelligibles. Le lendemain, le malade ne se plaignit que de la douleur pongitive qu'il éprouvait au côté. Le surlendemain, il offrit tous les signes d'une pleuro-pneumonie très avancée. Le jour suivant, délire, accompagné de transport et de loquacité; mais le tétanos ne reparut point. Le malade ne tarda pas à succomber, et l'on trouva, à l'autopsie cadavérique, une veine variqueuse le long de la partie postérieure et moyenne de la moëlle épinière; beaucoup de sérosité dans la partie dorsale du canal rachidien; les veines cérébrales et cérébelleuses injectées; la moëlle cervicale arborisée et rougeâtre à sa partie postérieure; des épanchemens séreux dans les ventricules cérébraux, sous l'arachnoïde, et particulièrement entre la protubérance annulaire et les nerfs optiques. Le poumon gauche était parsemé de tubercules et passé à l'état d'hépatisation; la plèvre, de ce côté, contenait un épanchement puriforme.

La muqueuse vésicale était tellement œdémateuse, qu'elle paraissait mamelonnée et polypeuse. M. Bally pense que cette lésion est due à l'action du narcotique.

C'est surtout à son début que le tétanos doit être attaqué par les narcotiques à l'extérieur; dans le principe, il n'est que le signe d'une irritation de la moëlle épinière, et l'on conçoit qu'il puisse alors céder aux stupéfiants; mais lorsque la maladie se prolonge à l'état chronique, l'irritation spinale se complique d'un afflux sanguin, et la moëlle épinière peut passer par toutes les phases d'un organe enflammé, c'est ce qui arrive souvent dans le tétanos chronique, ou la myélite, qui n'est qu'une variété de la même affection. Deux indications se présentent dans la période inflammatoire du tétanos; la première consiste à dégorger la moëlle épinière par des saignées et des applications de sangsues, le long du rachis. Si ces moyens ne suffisent pas, ainsi que cela arrive communément, je crois que l'on doit, sans hésiter, appliquer de larges vésicatoires sur les côtés de la colonne vertébrale, dans les points correspondans à l'affection. Si, malgré les évacuations sanguines, malgré les révulsifs, l'irritation persiste, on sera à même d'appliquer avec avantage la morphine sur les vésicatoires ; elle agira alors avec d'autant plus d'énergie, que l'individu aura été plus affaibli et que l'on aura ramené par les antiphlogistiques, la maladie de la moëlle épinière à ce qu'elle était primitivement, c'est-à-dire à une simple névrose ou irritation.

Dans les affections de ce genre nous avons obtenu des succès inespérés ; et cette circonstance nous paraît d'autant plus heureuse, que les névroses font journellement le désespoir des praticiens, et que la plupart d'entr'eux, fatigués d'essais infructueux, se sont résignés à ne leur apporter que des secours palliatifs.

On peut accuser de charlatanisme ou de prévention celui qui promet une guérison dans les cas où nos organes sont profondément altérés ou détruits ; mais doit-on désespérer du salut du malade dans une classe de maladies où les changemens organiques sont à peine appréciables ?

Nous allons faire connaître un cas de myélite, dans lequel les narcotiques n'ont eu aucun succès. Il est très probable que cette affection, qui ne diffère du tétanos que par la marche, leur aurait cédé, s'ils avaient été employés avant que les altérations de texture fussent survenues. Nous insisterons d'autant plus volontiers sur cette observation, qu'elle offre une altération rare dans un organe dont les maladies sont très peu connues.

MYÉLITE CHRONIQUE.

Mademoiselle Davy, âgée de trente-neuf ans, d'un tempérament essentiellement nerveux, a joui, pendant les vingt-cinq premières années de sa vie, d'une santé parfaite et d'une menstruation régulière. A vingt-cinq ans, elle fit, en qualité de domestique, un voyage de France en Angleterre. Elle ressentit, pendant la traversée, des douleurs ambulantes qui se dissipèrent quelques jours après le débarquement. La première année du séjour de Davy, en Angleterre, n'offrit de remarquable que le retour fréquent, mais passager, de ces douleurs, qui avaient en apparence le caractère rhumatismal. Pendant la seconde année, elle fut forcée de coucher toutes les nuits dans une boutique vaste et humide. Ce fut sans accident dans le principe, mais après quatre mois de séjour, elle se reveilla, un matin, avec des éblouissemens, un engourdissement dans le mouvement de la moitié droite du corps, des douleurs lancinantes dans les bras et les épaules, et une grande agitation fébrile.

Davy ne discontinua pas de vaquer à son service, et de rester soumise à l'influence fâcheuse du froid humide. En peu de temps, les douleurs ont redoublé d'intensité, les mouvemens de bras sont devenus difficiles, les articulations sont roides, la vue de l'œil droit se trouble, l'ouie faiblit du même côté. Cet état s'aggrave de jour en jour, pendant sept mois; il laisse peu de calme à la malade, et la force à un repos presque continuel.

On lui oppose vainement les frictions, les bains et les narcotiques. Désespérant de sa guérison, Davy se fait ramener à Paris, et se présente à l'hôpital Cochin, dans l'état suivant :

Huit mois se sont écoulés depuis l'invasion de la maladie. Le voyage que Davy vient de faire a tellement augmenté la roideur des muscles, qu'elle est réduite à se faire porter; tout son corps est dans une maigreur extrême, le bras droit est complètement paralysé pour le mouvement. On ne peut pincer fortement la peau, ni remuer le membre, d'ailleurs très souple, sans produire de vives douleurs. Le bras gauche jouit, quoique incomplètement, de la faculté locomotrice; il est parfois douloureux, sa sensibilité tactile est parfaitement conservée; les membres pelviens sont dans une rigidité presque tétanique et ne semblent faire qu'une pièce avec le tronc; ils sont immobiles, atrophiés, mais très sensibles et douloureux; la tête est renversée convulsivement en arrière, le torse est fléchi dans le même sens, tout le tronc est rigide et immobile; la face est grippée, ridée, presque sans mouvement, l'expression convulsive de la douleur lui reste inhérente; la bouche est béante, les paupières entr'ouvertes, et les yeux le plus souvent renversés en haut, de manière à ne laisser voir que les sclérotiques; la peau en général, surtout celle du dos, de la face et du col, est d'une sensibilité telle, que le simple contact de l'air libre exaspère les douleurs, et que la malade est forcée de se couvrir habituellement la face avec un mouchoir. L'immobilité de cette femme aurait pu faire croire à un état de somnolence, mais il suffisait de l'approcher et de lui parler pour être détrompé à l'instant même, elle répondait très clairement, avait les fonctions intellectuelles dans l'intégrité la plus parfaite : il y avait insomnie habituelle.

L'ouïe et la vue étaient abolies du côté droit. L'œil gauche distinguait encore le jour de la nuit, les pupilles étaient contractées des deux côtés, mais plus à droite qu'à gauche; elles étaient peu mobiles.

La malade n'avait de goût pour aucun aliment, sa langue était pâle, le vomissement facile, et quelquefois opiniâtre, les excrétions fécales et urinaires se faisaient le plus souvent attendre.

La respiration était lente, mais libre; la voix faible; le pouls petit, fréquent; tous les soirs étaient marqués par de légers paroxismes. Les règles avaient disparu depuis l'invasion de la maladie.

Cette malheureuse femme parut livrée, pendant son séjour à l'hôpital Cochin, aux plus affreuses souffrances : elle était irritable et sujette, après la moindre contrariété, à des convulsions; hors ces circonstances, elle était dans une immobilité complète et dans le même état que celui que nous venons de décrire. Les temps froids, et les changemens brusques dans l'atmosphère, ont paru avoir une influence fâcheuse sur ses douleurs, et lui ont arraché des gémissemens. Vers le neuvième mois de la maladie, une petite escarre se manifesta au sacrum; le rectum et le col de la vessie se paralysèrent, il y eut incontinence d'urine et défécation involontaire. Malgré tous les soins que l'on prodigua, les escarres firent des progrès, elles entraînèrent une dénudation et une suppuration abondantes; enfin Davy s'éteignit, épuisée par la suppuration, onze mois après l'invasion de la maladie.

Cette femme excita vivement l'attention de ceux qui eurent occasion de l'observer, et chacun porta son diagnostic, en raison des opinions qu'il s'était formées sur les fonctions des différentes parties du cerveau. Les uns plaçant le siège de la sensibilité dans le cervelet, et ayant égard à l'exaltation de la sensibilité de la face et du col, diagnostiquèrent une maladie du cervelet; d'autres, pour expliquer la paralysie et l'état des sens, présumèrent une altération dans la protubérance annulaire.

Quoi qu'il en soit de la nature de la maladie, on jugea, sinon utile, au moins sans danger, d'appliquer des vésicatoires aux cuisses; ils servirent à faire connaître la sensibilité de ces membres. Les antispasmodiques, tels que l'éther, le musc, le camphre, tour à tour essayés, furent tour à tour rejetés par le vomissement. L'acétate de morphine, à la dose de deux à trois grains, resta sans effet. Dans les derniers mois de la maladie, ce médicament fut tenté à l'extérieur et ne produisit aucun soulagement; l'assa fœtida et le musc n'eurent pas plus de succès.

Autopsie cadavérique : Cerveau volumineux, consistant, piqueté dans sa substance blanche. Trois à quatre cuillerées de sérosité dans les ventricules. Cervelet parfaitement sain. Moëlle allongée, saine.

La moëlle cervicale présente, sur la partie latérale, entre les faisceaux antérieurs et postérieurs des nerfs cervicaux, un ramollissement porté jusqu'à désorganisation complète, étendu en longueur de la quatrième à la septième vertèbre cervicale, et de deux lignes au moins en profondeur; des filamens celluleux soutiennent la substance ramollie; elle est d'un gris rougeâtre.

Examinée à l'extérieur, la moëlle paraît consistante dans le reste de son étendue, et plus volumineuse que dans l'état normal, surtout inférieurement. On incise sur le raphée moyen quelques filamens celluleux et vasculaires; on sépare doucement les faisceaux antérieurs qu'ils réunissent, et on parvient dans un vaste canal, lisse, tapissé par une membrane très fine, d'apparence celluleuse, et rempli d'une sérosité limpide. La section transversale de la moëlle, avec un instrument bien tranchant, démontre encore plus évidemment ce canal : on voit alors, sur chaque bout coupé, une ouverture à peu près triangulaire, béante, plus rapprochée de la partie antérieure que de la postérieure, ayant un angle dans l'intervalle des faisceaux antérieurs, et les deux autres près du fer à cheval que la substance grise forme sur les parties latérales ; ce canal a de deux à trois lignes dans son grand diamètre transversal; plus développé inférieurement que supérieurement, il se prolonge, dans le premier sens, jusqu'au tubercule qui termine la moëlle vertébrale, et, dans le second, il s'étend jusqu'au niveau de la quatrième vertèbre dorsale, où il se perd insensiblement.

Point de sérosité à l'extérieur de la moëlle, ni dans le canal vertébral. Les ganglions cervicaux, thorachiques et abdominaux, sont très volumineux, ainsi que les nerfs qui en émanent. Le poumon gauche présente quelques tubercules milliaires. Le canal intestinal est pâle, distendu par des gaz; ses membranes sont amincies, le grand cul-de-sal de l'estomac offre quelques tâches violacées, et un peu de ramollissement. Le cœur est petit et mou.

Les autres organes sont parfaitement sains.

BRONCHITE CHRONIQUE

TRAITÉE PAR L'ACÉTATE DE MORPHINE.

Richemont (Georgette), âgée de 55 ans, domestique, était sujette à contracter une bronchite pendant chaque hiver; douée d'un tempérament lymphatico-nerveux, et d'une constitution très délicate, elle finit par conserver un catarrhe à l'état chronique, et, lorsque son époque critique arriva, il y eut une telle exaspération, qu'elle fut réduite à s'aliter dans un hôpital. Les béchiques et les pectoraux n'amenèrent qu'un soulagement peu marqué. Lorsque nous la vîmes, 14 ans s'étaient déja écoulés depuis le début de la maladie, et ses progrès journaliers avaient entraîné une altération profonde dans l'habitude extérieure; les chairs étaient flasques et pâles; la face ridée, chagrine, maigre, anémique; une toux continuelle avec redoublement la nuit; une expectoration épaisse, grisâtre, floconneuse; un prurit continuel le long de la trachée et à sa bifurcation; de l'oppression, de l'insomnie, des sueurs, des frissons, des tremblemens, des paroxismes tous les soirs : tels était les accidens auxquels la malade était en proie. La percussion et l'auscultation nous apprirent que l'air pénétrait dans toute l'étendue du thorax, et qu'il n'existait que du râle muqueux et sibilant dans les bronches. Jusqu'au 5 février 1824, Richemont fut traitée par les loochs, les pectoraux et l'application d'un vésicatoire au bras gauche. A cette époque on n'avait encore obtenu aucun amendement, et de plus, la malade était tourmentée par une constipation qui datait de huit jours. Nous résolûmes de tenter l'action de l'aloës sur son vésicatoire, il était, depuis plusieurs mois, en pleine suppuration; la peau fine et moite de cette femme offrait des chances favorables pour l'absorption; cinq grains de poudre d'aloës provoquèrent, dix heures après leur application, plusieurs selles et quelques coliques; enhardi par ce premier succès, je pensai qu'il serait aussi possible de profiter de l'exutoire pour administrer un médicament dont l'action sédative pût être opposée avec avantage à l'insomnie et au prurit intolérable qui ne cessait de se faire sentir dans la trachée.

Le 16 mars, un demi-grain d'acétate de morphine, réduit en poudre, est appliqué sur la plaie; aussitôt des picotemens se font sentir à la surface du vésicatoire; ils sont très passagers, et un quart d'heure après le prurit trachéal est modéré, la toux et l'oppression diminuent.

Le 17 (acétate de morphine un grain), un sentiment général de bien-être se fait sentir une heure après, et la malade cède enfin au sommeil qui l'avait fui si long-temps.

Le 18, la constipation ayant reparu, on a, de nouveau, recours à 6 grains d'aloës, et l'on obtient des selles sans coliques, mais la toux, les picottemens et l'oppression, reparaissent.

Le 19 (acétate de morphine deux grains), sommeil, rêve gai, expectoration modérée, une seule quinte de toux, pupilles contractées, léger prurit à la peau.

Le 20 (même dose d'acétate de morphine), nuit très calme, prurit modéré; on observe, à cette époque, que la simple apposition de la main sur l'hypogastre, provoque des quintes de toux, suivies d'une expectoration très épaisse; ce phénomène s'est répété pendant plusieurs jours.

Le 21 (même dose de morphine, violette, looch), calme plus complet que la veille, presque pas de toux, excrétion abondante de l'urine pendant la nuit, pas de sueurs.

Le 22, même prescription; gaîté insolite, démangeaison sur tout le corps.

Le 23, on veut s'assurer que la suppression du catarrhe et de ses accidens est due au médicament, à cet effet on le supprime; tout reparaît, et de plus, sueurs froides, frissons, défaillance.

Le 24 (morphine trois grains), bien-être tel que la malade n'en a pas encore éprouvé, plus de toux, plus d'expectoration, plus de sueurs, figure épanouie, expression de gaîté tenant de l'ivresse, les termes manquent à la malade pour faire connaître sa satisfaction. Même dose, même état jusqu'au premier avril. A cette époque le vésicatoire se dessèche, l'absorption cesse, et une partie des accidens reparaît; on ranime le vésicatoire, et le 3 avril on applique trois grains de morphine; journée très calme, un peu de toux et d'expectoration pendant la nuit.

Le 5 (morphine trois grains et demi), plus de

toux, plus d'expectoration. La malade reprend de l'embonpoint et demande plus d'alimens.

Cet effet de la morphine parut si surprenant à M. Bertin, qu'il l'attribua d'abord à une imagination frappée. Pour nous en assurer, nous eûmes recours à l'expédient suivant : chaque jour, la malade surveillait son pansement et s'assurait de l'application de la morphine : nous pouvions supposer que lorsqu'elle avait appris que cette application n'aurait pas lieu, son imagination était pour beaucoup dans le retour des accidens ; je la trompai en substituant à l'acétate de morphine, qui est d'un gris cendré, un peu de cendre fine ; la malade ne se douta pas de la substitution, mais aussi elle nous parut d'autant plus affligée à la visite du soir, que, persuadée de l'inaction du médicament dont elle avait jusqu'alors attendu sa guérison, elle se regardait désormais comme au-dessus des ressources de l'art. La malade était de nouveau plongée dans l'accablement et en proie à une toux violente. Le lendemain, nous usâmes d'un nouvel expédient ; il servit encore à confirmer notre opinion sur l'efficacité du médicament. Je dis à la malade que, puisqu'il était constant que le médicament avait été sans action, nous ne la tourmenterions pas davantage. Au lieu de saupoudrer la plaie avec la morphine, ainsi que cela avait eu lieu jusqu'alors, on l'étendit sur un emplâtre à vésicatoire et on l'appliqua brusquement sans qu'elle pût le voir; une heure après, disparition de tous les accidens, retour du bien-être, au grand étonnement de la malade, qui commence, dit-elle, à n'y plus rien concevoir; elle nous déclara qu'elle se sentait en gaîté, qu'il lui semblait qu'elle avait repris de la force et de la jeunesse, et qu'elle était dans la situation d'une femme qui a une pointe de vin. On porta alors à quatre grains la dose de l'acétate de morphine; à partir de cette époque, état de jour en jour plus satisfaisant, retour de l'embonpoint et d'un peu de fraîcheur; la guérison parut assurée, mais on n'osa pas suspendre l'usage du médicament. Vers la fin de mai, la malade se trouva si bien, et se crut si complètement guérie, qu'elle demanda sa sortie.

BRONCHITE CHRONIQUE.

Le nommé Dubois, Étienne, âgé de trente ans, ayant été subitement refroidi, tandis qu'il était en sueur, avait contracté une bronchite très intense. Elle avait passé à l'état chronique, et deux mois s'étaient écoulés depuis son invasion, lorsqu'il se rendit à l'hôpital Cochin. Quoique sa poitrine fût également perméable dans toute son étendue, et qu'elle ne fît entendre que du râle muqueux, l'état général pouvait inspirer des alarmes. On observait un peu d'hémoptysie, un point de côté à droite, une toux très rapprochée, des douleurs vagues dans le thorax, et une expectoration épaisse et très visqueuse. Si l'on ajoute à cela l'oppression, l'insomnie, l'amaigrissement, l'inappétence, les sueurs nocturnes, la fréquence, la petitesse du pouls et les paroxismes au déclin de chaque jour, on aura le tableau exact de l'état dans lequel se présenta Dubois.

Les moyens ordinaires n'ayant pas amené grand changement, nous appliquâmes un vésicatoire au bras droit. Il eut, pendant quelques jours, des effets avantageux; l'expectoration fut facile, et l'oppression diminua. L'amélioration étant restée stationnaire, nous appliquâmes un quart de grain de morphine et six grains de musc sur le vésicatoire. Le jour suivant, sommeil, oppression moindre, mais toux aussi fréquente, expectoration toujours très difficile. On prescrivit alors, deux grains de kermès le matin, un demi-grain de morphine le soir ; l'expectoration fut facilitée pendant le jour, mais un petit excès de régime, que Dubois fit à son souper, le troubla singulièrement pendant la nuit. Il eut du dévoiement et de la fièvre (riz gommé édulcoré, acétate de morphine un grain, musc huit, toujours à l'extérieur). Le jour suivant, le dévoiement a diminué, mieux très notable, plus de calme, moins d'oppression, moins de toux (morphine un grain et demi, musc dix grains). A la suite de cette prescription, le malade a pu se promener une grande partie de la journée, et a dormi toute la nuit sans oppression. Le lendemain il déclare que la toux le fatigue encore; on note cependant que le râle muqueux a diminué (musc dix grains, morphine un grain). Nuit très calme, très peu de toux, mais un peu plus d'engouement bronchique (kermès trois grains, morphine deux grains). Mieux, expectoration copieuse. A partir de cette époque on associe le musc et la morphine jusqu'aux doses de trois grains de morphine, et quinze grains de musc. On change une fois le vésicatoire de place et la maladie se dissipe graduellement dans l'espace de six semaines.

Cette observation nous fournit l'occasion de remarquer que l'acétate de morphine ne suffit pas toujours pour le traitement des bronchites chroniques, qu'elle a souvent l'inconvénient de provoquer l'engouement tout en calmant l'irritation. Cet effet est surtout notable lorsque les matières de l'expectoration sont épaisses et visqueuses. On a pu voir qu'il a fallu souvent recourir au kermès minéral, et qu'il a été d'un grand secours; nous avons d'autant moins hésité à l'employer, que nous n'avions pas à craindre qu'il irritât les voies digestives, et l'on a vu que Dubois était prédisposé à leur inflammation.

Nous avons associé à la morphine un anti-spasmodique moins stupéfiant, afin de modifier son action. On a vu les avantages de ce mélange. Nous ne nous empressons cependant pas de tirer des conclusions de ce fait, car il se pourrait que le dévoiement qui survint ait produit une dérivation avantageuse, et favorisé l'action de nos médicamens.

OBSERVATION

SUR L'ACTION DE L'ACÉTATE DE MORPHINE DANS UNE AFFECTION PARTICULIÈRE DE L'ESTOMAC ET DES INTESTINS;

RECUEILLIE A L'HOPITAL DE LA PITIÉ DANS LE SERVICE DE M. SERRES, PAR M. DUBOURG, ÉLÈVE INTERNE.

Rosa S...., couturière, âgée de 18 ans, bien conformée, entra à l'hôpital de la Pitié dans l'état suivant : Maigreur, peau chaude, mordicante, pouls petit, fréquent; langue rose-clair, sèche aux bords et à sa pointe, brunâtre, lisse au centre et jusqu'à la base; douleur vive à l'épigastre et dans toute l'étendue de l'abdomen, elle s'exalte par la plus légère pression; cardialgie, nausées, vomissemens de toute substance, solide ou liquide; efforts de vomissemens même dans l'état de vacuité complète de l'estomac; constipation, sentiment de fatigue, de brisement dans les lombes et les membres; abdomen tendu et météorisé; tiraillement douloureux dans la région interscapulaire ; extinction complète de la voix ; agitation, insomnie, toute la nuit.

Cette malade, qui fut, dans tous les temps, d'une grande susceptibilité physique, avait fait, à Bruxelles, une année avant, des couches très laborieuses ; elles furent suivies d'une violente péritonite, qui nécessita un traitement anti-phlogistique très énergique. Depuis cette époque le ventre n'a jamais repris sa souplesse normale ; les menstrues n'ont paru que d'une manière irrégulière, en petite quantité, et quelquefois ont été remplacées par un écoulement séreux.

Rosa S.... a séjourné six semaines à la maison royale de santé ; alors elle avait une extinction de voix qui était survenue subitement, et des vomissemens qui offraient cette particularité, qu'elle vomissait à l'instant toute matière liquide, tandis que les substances solides se conservaient long-temps dans l'estomac et n'étaient vomies qu'au moment où on ingérait les boissons. Elle fut soumise, par M. Duméril, à un traitement anti-spasmodique et adoucissant, et au régime lacté.

Lorsqu'elle entra à la Pitié, on crut avoir affaire à une *gastro-entéro-péritonite chronique*. En effet, les symptômes analysés avec soin, les circonstances commémoratives appréciées, tout semblait nous autoriser à porter ce diagnostic, et par suite un pronostic très fâcheux.

On prescrivit à la malade, le lendemain de son entrée, un large cataplasme sur la région ombilicale; pour boisson, une solution de gomme édulcorée, et du lait pour aliment. Mais aussitôt après l'ingestion de ces corps liquides, vomissemens avec efforts violens, prolongés au-delà de leur expulsion. La malade se nourrit de sucre, seule chose qu'elle ne vomisse pas. Même médication, avec quelques bains, et mêmes effets jusqu'au 14 février, c'est-à-dire pendant six jours.

Le 15, on prescrit un vésicatoire à l'épigastre; on essaie de la pâte de lichen, elle n'est pas vomie. Mêmes prescriptions les jours suivans; la langue perd peu à peu sa teinte noirâtre, et devient partout d'un rose humide.

Le 22 février, on fait l'essai d'un verre d'eau de Barèges administré avec du lait; il est vomi avec douleur; et à la dernière dose, des efforts convulsifs, plus violens que jamais, obligent à appeler l'interne de garde; c'était M. Lembert, qui, apprenant que la malade avait un vésicatoire à l'épigastre, saisit cette circonstance pour essayer de calmer les symptômes fâcheux dont il fut frappé, au moyen de l'acétate de morphine. Il en appliqua environ un demi-grain, et en peu d'instans les vomissemens cessèrent comme par enchantement; la malade obtint plus de sommeil qu'elle n'en avait eu jusqu'alors.

Le 23, M. Serres, voulant bien approuver la continuation de cet essai, je fis appliquer un demi-grain au lieu précité; la malade dormit toute la journée.

Le 24, on prescrit un peu d'alimens solides; ils sont vomis comme les liquides, le sucre et la pâte de lichen exceptés; je fais appliquer la morphine le soir, afin que le sommeil ait lieu pendant la nuit, ce qui arriva en effet.

Le 25, les alimens sont encore vomis, mais le sommeil est parfait; la dose du sel végétal est augmentée graduellement; le 27 elle est portée à un grain et demi.

Le 28 février, on omet involontairement de mettre la morphine sur le vésicatoire; agitation, insomnie, toute la nuit. Aucun changement notable n'arrive jusqu'au 6 mars; ce jour-là on porte la morphine à deux grains; la malade prend trois onces de pâte de lichen, du lait, de la bouillie; ces deux dernières substances sont seules vomies, mais elles ont été conservées plus long-temps que précédemment. Le soir du même jour, j'omets à dessein l'application du sel de morphine : insomnie toute la nuit. Les 7 et 8 mars, deux grains et demi sont appliqués ; sommeil parfait ; les vomissemens sont moins fréquens.

Le 9, la malade se nourrit de pain, de laitage, d'oranges, et ne vomit rien ; les coliques cessent ; le soir, deux grains et demi de morphine.

Le 10, au matin, la malade, à sa grande surprise et à la nôtre, a recouvré pleinement sa voix ; le changement général est frappant ; l'amélioration s'est progressivement accrue jusqu'au 14 mars. A l'aide des mêmes moyens les vomissemens n'ont pas reparu, et la guérison a été complète.

OBSERVATION

SUR L'ACTION DE L'ACÉTATE DE MORPHINE, DANS UN CAS DE CANCER DE L'UTÉRUS ;

COMMUNIQUÉE PAR UN COLLÈGUE.

Madame Detry, âgée de 53 ans, ayant joui de tous les attributs d'une santé florissante, s'est mariée à 25 ans. Mère de cinq enfans, elle a toujours eu des couches laborieuses; la dernière nécessita l'emploi du forceps: on retira un enfant mort. A 51 ans elle fut atteinte d'une dartre à l'avant-bras gauche; les bains sulfureux dans lesquels elle fut plongée déterminèrent une irritation dans l'intérieur de la matrice, et une ménorrhagie abondante. Le mal empira : elle ressentit au museau de tanche un sentiment d'ardeur et de fourmillement. Elle essuya à Necker un traitement infructueux. La matrice, explorée à l'aide du speculum dans le courant de juillet 1824, présenta à son col un engorgement dur, squirreux, inégal, qui saignait facilement à la pression, et fournissait un écoulement d'une odeur infecte; l'urine sortait avec peine, la peau était d'un jaune sale, les chairs étaient blafardes et bouffies. En novembre, la maladie fit de nouveaux progrès, les douleurs devinrent atroces, la malade se roulait dans son lit en invoquant la mort; tous les opiacés, les anti-spasmodiques les plus puissans, le sirop de morphine à haute dose, restèrent sans effet. On ne parvint à apaiser les souffrances de cette malheureuse et à lui procurer les douceurs du sommeil, qu'en plaçant dans un cautère deux grains d'acétate de morphine. Ce moyen l'a si bien calmée qu'elle a prolongé son existence jusqu'au 20 décembre 1824, sans qu'elle proférât un seul cri et sans qu'elle donnât des marques de douleur. Cette observation prouve que, dans les cas où il n'est plus permis d'espérer la guérison, on peut encore retirer de grands avantages des applications extérieures.

RHUMATISME ARTICULAIRE.

Le nommé Rocher (Antoine), âgé de 27 ans, maçon, entra le 20 février dans la salle Saint-Paul, avec tous les signes d'une gastro-entérite et d'un rhumatisme articulaire sur-aigu. Cet homme, lymphatique et pusillanime, avait essuyé les grands froids de la saison. Huit jours avant son entrée, il ressentit un long frisson et un paroxisme fébrile, à la suite duquel il fut perclus dans tous ses mouvemens, et éprouva dans presque toutes ses articulations, et surtout dans celles des bras, des douleurs indicibles.

Le 21 février, il parut dans l'état suivant: prostration, immobilité, peau chaude; gonflement œdémato-sanguin autour des poignets, des coudes et des genoux; sueurs abondantes; pouls fréquent, médiocrement développé; céphalalgie sous-orbitaire, inappétence, soif vive, bouche pâteuse; langue chargée à son centre, rouge à son pourtour; sensibilité à l'ombilic, constipation, cris au moindre mouvement (saignée trois palettes, bourrache miellée, lavement, diète).

Le 22, peu de changement dans son état (nouvelle saignée, même prescription).

Le 23, la sensibilité du ventre a augmenté, celle des membres a un peu diminué; le malade est dans un état voisin de la prostration adynamique; il y a beaucoup d'anxiété et une insomnie continue (quinze sangsues au bas-ventre, fomentations émollientes, bain). Le soir, les sangsues avaient coulé abondamment et enlevé en grande partie les douleurs abdominales; l'état des articulations n'avait point changé. J'enlevai, à l'aide de quelques lotions d'eau tiède, les caillots qui bouchaient la piqûre des sangsues; j'insinuai dans chacune de ces plaies une petite quantité de morphine; j'en employai un demi-grain.

Le 24, le malade a passé une bonne nuit, il a peu souffert; sa figure n'est plus grippée comme elle l'était lors de l'acuité des douleurs, son expression est naturelle (on se borne aux mucilagineux).

Le 25, les forces sont un peu rehaussées, mais les douleurs articulaires ont reparu avec intensité (vésicatoire à la partie interne de la cuisse droite).

Le 26, soulagement très notable.

Le 27, retour des douleurs.

A dater du 28, elles persistent au même dégré jusqu'au 7 mars; à cette époque, on applique un demi-grain de morphine sur le vésicatoire.

Le 8, le malade nous déclare avoir dormi pour la première fois depuis quinze jours, et n'avoir ressenti presque aucune douleur.

Le 9, une erreur fut commise dans la distribution des médicamens; le malade avala un grain d'acétate de morphine en pilules; les pupilles furent très contractées (elles l'avaient été modérément la veille); la langue devint un peu sèche, mais non pas rouge; plusieurs vomissemens bilieux se manifestèrent, un prurit considérable se fit sentir à la peau; on trouva au malade un air de stupeur et de somnolence, tout particulier. Toute application extérieure fut dès lors suspendue, d'une part, parce que les douleurs articulaires se modéraient graduellement sans le secours d'aucun moyen, et de l'autre, parce qu'il était à craindre que les applications extérieures, quelque modérées qu'elles fussent, n'excitassent des accidens chez un individu qui avait été aussi fortement ébranlé, et auquel l'administration intérieure de l'acétate de morphine pouvait avoir imprimé une susceptibilité particulière, ainsi que nous l'avons observé dans d'autres cas. Le malade est sorti guéri.

RHUMATISME FIBREUX.

Un jeune homme, de 24 ans, nommé Choulet, boulanger de profession, fut pris, six jours avant son entrée à la Pitié, de douleurs tellement violentes dans les quatre membres, qu'elles le condamnèrent à l'immobilité et à l'insomnie. Le malade pense, avec raison, que sa maladie doit être attribuée aux fatigues excessives qu'il endura en pétrissant sa pâte, aux sueurs qui s'ensuivirent, et au refroidissement subit auquel il fut soumis après son travail.

Le quatrième jour à dater de l'invasion de la maladie, les douleurs se fixèrent dans l'épaule, le bras et le coude droits; elles amenèrent peu de gonflement, mais une immobilité absolue du membre, une sensation continuelle de brûlure; le malade en perdit l'appétit et sa face prit une expression de chagrin et de souffrance.

Le 10 mars, un vésicatoire fut appliqué au bras, il ne produisit aucun soulagement.

Le 13, on couvrit sa surface d'un demi-grain d'acétate de morphine. La nuit fut calme, la douleur modérée, aucune fonction ne fut troublée.

Le 14 et le 15, même médication, même effet.

Le 16, morphine un grain, soulagement complet; on n'observe point d'autre changement dans les fonctions, qu'un peu de contraction dans les pupilles.

Le 17 et le 18, les applications ayant été omises, le malade passa deux très mauvaises nuits et souffrit beaucoup.

Le 19, morphine un grain; le malade est parfaitement calmé, mais il ne peut encore élever le bras.

On a continué l'emploi des mêmes moyens jusqu'à parfaite guérison.

RHUMATISME ARTICULAIRE CHRONIQUE

GUÉRI PAR LA MORPHINE ET L'ALOÈS.

Chomton (Angélique), âgée de 56 ans, avait cessé d'être réglée à 49. A partir de cette époque, elle éprouvait, tous les hivers, des accès de goutte ; les hanches, les genoux, les pieds, en étaient le siège principal. Le 6 mars 1824, cette femme entra à l'hôpital Cochin, avec un gonflement œdémato-sanguin des articulations huméro-cubitale et radio-carpienne droites. Cette maladie existait depuis quinze jours ; elle provoquait l'inappétence, l'insomnie et des douleurs intolérables. Des sangsues autour de chaque articulation malade, des cataplasmes, du petit-lait, des bains et des fumigations sont insuffisans ; on prescrit des frictions camphrées narcotiques. L'odeur du camphre provoque une céphalalgie ; mais on observe que les mouvemens du doigt auriculaire sont plus faciles. Pendant la nuit la céphalalgie s'aggrave ; elle se termine, le lendemain, par une hémorrhagie nasale. Un vésicatoire est appliqué au bras, et par suite recouvert d'un demi-grain d'acétate de morphine et de quatre grains de camphre. Vingt-quatre heures après, les douleurs ont complètement disparu du membre, pour se reporter dans le genou droit. Leur intensité a toutefois singulièrement diminué. Nous apprîmes de la malade qu'elle était constipée depuis fort long-temps ; en conséquence, nous appliquâmes, pendant plusieurs jours, de cinq à dix grains d'aloès sur le vésicatoire; des selles copieuses furent provoquées, et le rhumatisme fut en même temps dissipé.

SCIATIQUE.

Le nommé Dufour, âgé de trente-six ans, domestique, homme d'une petite stature et robuste, d'un tempérament bilioso-sanguin, contracta plusieurs blennorrhagies tandis qu'il était militaire, et fut guéri par autant de traitemens mercuriaux.

En mars 1825, il fut forcé de suspendre la marche et le travail par une douleur instantanément survenue dans la hanche gauche. Le lendemain, la douleur redoubla au point qu'il se fit admettre dans un hôpital. Les sangsues furent prodiguées, au nombre de cent vingt-quatre, sur le trajet du nerf sciatique, et n'amenèrent aucun soulagement, pendant vingt-deux jours. Le malade resta couché, immobile sur le côté droit; on voulut le mettre aux bains, il ne put les supporter. Enfin, on enduisit une peau de mouton de poix de Bourgogne, et on en enveloppa le membre. Ce moyen amena un soulagement assez marqué. Dufour put reprendre ses occupations pendant cinq semaines; au commencement de la sixième, la sciatique reparut plus vive que jamais; ses progrès journaliers forcèrent de nouveau le malade à renoncer à toute occupation. Le 18 janvier 1826, il fut porté dans la salle Saint-Paul.

Le membre pelvien gauche était d'un quart moins volumineux que le droit. Les mouvemens du premier étaient enchaînés par une roideur extrême de l'articulation du genou, et par des douleurs intolérables, qui s'étendaient de la hanche au pied, suivant le nerf sciatique. La demi-flexion permanente du genou empêchait que les plantes des deux pieds se trouvassent de niveau, et la claudication était infaillible. La chaleur du lit aggravait les élancemens; ceux-ci tourmentaient le malade sans relâche, le condamnaient à une insomnie continuelle : ils étaient accompagnés de flexion involontaire des orteils, de soubresauts dans les muscles, d'engourdissemens et de fourmillemens à la peau du membre. La maladie n'ayant pas été calmée par l'administration de quelques bains, on appliqua deux moxas sur le trajet principal de la douleur.

Le 8 février, ils étaient, depuis long-temps, en suppuration, et le malade n'en avait encore retiré aucun avantage. A cette époque je fus autorisé à appliquer un demi-grain de morphine sur leur surface. Une heure après, les douleurs cédèrent comme par enchantement. Le malade dormit enfin.

Les 9 et 10, même application, même effet.

Le 11, on s'abstint de toute application; des soubresauts se firent sentir; la nuit fut passée au milieu des douleurs.

On revint aux applications; on les porta jusqu'à un grain. Le soulagement redoubla de jour en jour.

Le 16, le malade commence à marcher avec des béquilles.

Le 17, on substitue l'acétate de morphine

à la morphine elle-même. Cette préparation amène des résultats un peu moins satisfaisans. Le malade remarque, avec nous, qu'elle irrite davantage la surface des plaies.

Le 18, on oublie l'application : insomnie, retour des douleurs, gonflement du membre.

Le 19 (morphine un grain et demi) le calme et le sommeil sont ramenés. *Idem*, le 20 et le 21 ; le 22, point d'application, de vives douleurs se font sentir. Le malade réclame la poudre de morphine à grands cris ; il dit qu'il aimerait mieux qu'on le privât d'alimens.

Le 23 (morphine, deux grains) calme parfait, face riante, pupilles un peu contractées, retour d'une grande partie des mouvemens du membre ; on remarque que les plaies sont vermeilles, et qu'elles sont très bien entretenues par le médicament.

Même application jusqu'au 9 mars ; à cette époque, une erreur a lieu dans la distribution des médicamens, et le malade avale un grain d'acétate de morphine en pilules. Un quart d'heure après, nausées, vomissemens, balbutiemens, rêvasseries, coma vigil, tremblemens, pupilles très contractées, dysurie, prurit porté au point de forcer le malade à s'écorcher la peau ; envie infructueuse d'aller à la garde-robe, dégagement de gaz par haut et par bas. Le lendemain, on trouve le malade dans un état de malaise, d'hébétude, ayant un air égaré, la face pâle et décomposée. On est obligé de suspendre toute application pendant deux jours.

Le 12 mars, la plupart des accidens étant dissipés, et le malade réclamant, avec instance, le médicament extérieur, on en applique un grain. Il calme, comme à l'ordinaire, mais ramène une partie des accidens qui avaient été provoqués le 9; il en fut de même les 13 et 14. On diminua les doses, mais le soulagement fut aussi moins complet.

Le 17, on revint à un grain. Le calme fut absolu. Le malade marcha dès-lors vers la guérison.

Pour bien juger des avantages que l'on peut retirer de l'usage extérieur de l'acétate de morphine dans les traitemens des sciatiques, il faut s'attacher à bien distinguer celles qui sont symptomatiques d'une maladie de la moëlle épinière. Cette distinction est très difficile dans le principe de l'affection, et par suite il est encore possible de confondre la paralysie qui survient avec l'immobilité à laquelle les membres sont condamnés par les douleurs rhumatismales. Cette erreur, que nous avons vu commettre plusieurs fois, peut être évitée si l'on se rappelle 1° que la sciatique symptomatique est le plus souvent double; 2° que les douleurs sont toujours accompagnées d'un fourmillement très prononcé à la plante des pieds, et qu'elles partent d'un point plus élevé que celles de la sciatique idiopathique; 3° que les membres malades éprouvent de temps à autre des mouvemens brusques et convulsifs de flexion et d'abduction; 4° enfin, qu'il est rare que la sciatique symptomatique ne soit compliquée de quelque lésion dans la contractilité des organes pelviens.

OBSERVATIONS

SUR LA STRYCHNINE.

Action topique: Quand la strychnine est bien pulvérisée elle stimule à peine les exutoires; mais elle provoque plus de suppuration que la morphine.

Action directe sur le système nerveux-locomoteur : Elle n'excite pas à l'extérieur de grandes perturbations de l'encéphale, les parties paralysées retrouvent souvent leurs mouvemens sans que le malade soit troublé par des secousses convulsives. C'est environ deux heures après l'application de ce médicament que ses effets se manifestent. Pendant ce laps de temps le malade n'éprouve absolument rien d'insolite. Il arrive, le plus souvent, que les secousses ont lieu la nuit, pendant le sommeil. Sont-elles modérées, elles ne réveillent pas le malade. Sont-elles violentes, il se réveille ordinairement avec une céphalalgie qui correspond à l'hémisphère cérébral du côté duquel l'application a été faite. Les secousses sont sans douleurs ; elles alternent avec des intervalles de calme, et consistent dans des mouvemens de projection et de rétraction des membres ; dans quelques cas ce sont des mouvemens vermiculaires, des soubresauts, des contractions partielles, brusques et involontaires. Ces effets durent de cinq à douze heures, et laissent, le plus souvent, un peu de roideur dans les parties qui en ont été le siége.

Appareil circulatoire : Pendant l'action de ce médicament, le pouls s'accélère d'environ quinze pulsations par minute ; la chaleur et la circulation se raniment sensiblement dans les membres malades.

Appareil exhalant : La transpiration est ordinairement augmentée.

Action curative : C'est habituellement pendant les premières applications que l'effet curatif se déclare. Il est très énergique et prompt.

Action de la strychnine à l'intérieur : Lorsqu'on administre ce médicament à l'intérieur, on peut souvent le porter graduellement à des doses énormes sans observer d'effet ; mais on ne saurait trop se défier de cette inaction apparente, car les contractions peuvent alors se manifester tout-à-coup et avec une telle intensité qu'il ne soit plus possible d'en prévenir les suites. Tout le tronc se soulève en prenant un point d'appui sur la tête; la bouche se ferme convulsivement et se remplit d'écume; les membres se tordent et se roidissent; le corps fait des bonds au moindre choc, au plus léger contact; pendant toute la durée de cette convulsion, la respiration est suspendue, la face devient livide et l'asphyxie est imminente. Un calme trompeur succède à ces accès, et alors le malade manifeste qu'il a toute sa connaissance. Sa respiration est accélérée; elle se ralentit peu à peu; on espère que le calme sera continu, lorsqu'il se développe un accès plus violent et plus long que le précédent; toutes les parties de la face et de la bouche deviennent violettes, et sont déformées par des tiraillemens convulsifs; les accès se rapprochent, l'asphyxie se prolonge et la mort en est la suite inévitable.

A l'ouverture des cadavres, même lorsque les angoisses ont duré plusieurs heures, on ne trouve point de trace de phlogose dans le canal digestif, mais l'appareil cérébro-spinal paraît le siége d'un afflux séreux. Pour éviter des accidens pendant l'usage intérieur de la strychnine, on doit se rappeler qu'elle agit surtout pendant le sommeil et à l'insu des malades; et quel que soit le rapport de ces derniers, il ne faut jamais élever la dose au-delà de deux ou trois grains.

Expériences sur les animaux : Un grain de strychnine, introduit dans la plèvre d'un chien de petite taille, a déterminé un mouvement de rotation qui a été brusquement suivi de la mort, avec roideur tétanique. Trois grains de strychnine dans le tissu cellulaire d'un chien de moyenne taille, ont provoqué la mort dans l'espace de douze heures. Les effets que la strychnine détermine sur les animaux, sont totalement opposés à ceux qui résultent de l'empoisonnement par l'acide prussique, ou le cyanure de potassium. La strychnine détermine l'asphyxie par la contraction permanente des muscles du thorax; l'acide prussique suspend la respiration en paralysant l'action de tous les muscles. La strychnine produit une roideur générale; l'acide prussique fait tomber tout le corps dans la plus grande souplesse. Les cadavres des animaux empoisonnés par la strychnine, conservent une rigidité générale;

les animaux qui ont succombé par l'acide prussique, n'éprouvent même pas la rigidité cadavérique. Je pense que l'on pourrait tirer de cette observation quelque induction thérapeutique. On a observé que la strychnine n'agissait point sur les animaux auxquels on a enlevé la moëlle épinière à l'aide d'une tige de baleine; et on en a conclu que le principe actif absorbé par les veines, dirige particulièrement son action sur la moëlle épinière, ou sur la moëlle alongée, suivant l'opinion de M. Flourens.

PARALYSIE DES MAINS

TRAITÉE PAR LA STRYCHNINE.

Le nommé Gramillot (Jean-Alphonse), âgé de vingt-un ans, lapidaire, couché au n° 15 de la salle Saint-Paul, pâle, lymphatique, un peu bouffi, fut pris de la colique de plomb en mars 1824, pendant l'exercice de sa profession. Il fut traité à la Charité, et en sortit bien portant.

En janvier 1825, ses mains deviennent le siége d'un tremblement. Il retourne à la Charité, où les bains et le régime lacté le guérissent une seconde fois. En juin 1825, de vives douleurs se développent dans les jambes. Elles cèdent à des bains de vapeur ; mais le malade remarque que, pendant leur usage, ses mains tremblent et s'affaiblissent. Cette maladie s'accroît jusqu'en novembre. A cette époque les avant-bras deviennent, pendant huit jours, le siége de douleurs très vives, surtout à leur partie externe ; elles sont accompagnées d'insomnie et amènent la paralysie complète des extenseurs des doigts. On remarque, à l'époque de l'entrée du malade, que les extenseurs de la main droite sont tellement paralysés, qu'elle tombe à angle droit sur l'avant-bras ; la main gauche forme un angle obtus avec la même partie ; les deux mains sont froides, violacées ; les doigts ne peuvent être ni fléchis, ni étendus.

On débuta, dans le traitement de ce malade, par l'électro-poncture ; le malade y fut soumis six fois. Les secousses furent portées jusqu'à la douleur ; il est même arrivé, plusieurs fois, que les avant-bras se sont un peu gonflés, à la suite de cette opération. L'amélioration qu'elle amena fut très légère ; le malade nous a dit qu'il pouvait serrer avec un peu plus de fermeté. Néanmoins, on se lassa de ce moyen et l'on prescrivit des frictions avec une once d'alcool de strychnine; elles ne produisirent pas même de secousses.

Le 2 mars, un vésicatoire fut placé à la partie externe de chaque avant-bras. Ces vésicatoires ne déterminèrent aucun effet.

Le 5 mars, on saupoudra le vésicatoire de l'avant-bras droit avec un demi-grain de strychnine. Cette application eut lieu le soir; le lendemain matin le malade vit, à sa grande surprise, que sa main droite pouvait être complètement étendue sur l'avant-bras, tandis que la gauche était restée dans le même état. Il est à noter que le malade avait bien dormi et n'avait senti aucune secousse.

Le 6 (strychnine un demi-grain sur chaque vésicatoire) la main gauche se relève en partie, la droite s'affermit. Le 7, même application; l'amélioration persiste, quelques secousses se font sentir; le 8, le malade peut relever la main gauche sans fléchir préalablement les doigts, ce qui était nécessaire la veille (strychnine un grain). A peine les surfaces des vésicatoires furent-elles saupoudrées, que des secousses et des mouvemens vermiculaires se manifestèrent dans les deux mains; pendant le reste de la journée, de la chaleur, des sueurs, des secousses et des fourmillemens eurent lieu.

Le 9, les vésicatoires des avant-bras s'étant desséchés, on en appliqua sur le dos de chaque main. Depuis cette époque l'amélioration s'est encore accrue à l'aide des applications journalières. On amena une guérison complète, les mains reprirent toute leur force de contraction. Le séjour du malade a été prolongé quelque temps à l'hôpital, par une angine et une congestion cérébrale qui ont nécessité des évacuations sanguines.

PARALYSIE DES MAINS

TRAITÉE PAR LA STRYCHNINE.

Le nommé Nés, âgé de cinquante-quatre ans, employé à la fabrication du minium, contracta dix-huit fois la colique métallique pendant l'exercice de sa profession; chaque fois il fut traité à la Charité, chaque fois il fut guéri. Pendant la convalescence de sa dernière colique, les extenseurs des deux mains tombèrent en paralysie. On administra la strychnine en pilules contre cette affection, et, quelque temps après, le malade fut renvoyé comme incurable.

Le 24 février, jour de son entrée à la Pitié, la main droite ne pouvait être tenue parallèlement à l'avant-bras, si elle n'avait été préalablement fermée. Lorsque les doigts étaient demi-fléchis, elle ne pouvait être étendue, et formait un angle obtus avec l'avant-bras ; ses mouvemens étaient lents, difficiles et bornés en plusieurs sens ; sa température avait sensiblement faibli ; la main gauche présentait les mêmes phénomènes à un moindre degré. Le malade était entré pour un catarrhe bronchique, qui paraissait lié à un commencement d'hypertrophie sénile du cœur; on pouvait du moins le présumer à la dureté du pouls, à des picotemens dans la région précordiale et à une dyspnée au moindre exercice ; les béchiques ayant calmé la maladie du thorax, on appliqua, le 8 mars, un vésicatoire sur chaque avant-bras ; à cette époque, le malade accusa, pour la première fois, des vertiges et des éblouissemens.

Le 9 mars, (strychnine demi-grain, sur le vésicatoire du bras droit ;) une heure après, chaleur extrême à la peau, sensation de traction dans les mains. Le lendemain, le malade observe qu'il les étend mieux, néanmoins les vertiges habituels se sont manifestés. Cet état continue jusqu'au 13. A cette époque, strychnine un grain. Une heure après, secousses dans les avant-bras et dans presque tout le corps.

Le 14, plus de force et plus de liberté dans les mouvemens; la main gauche est en grande partie relevée, les doigts peuvent être librement étendus.

Le 15, on ne fait l'application que sur le bras droit; les secousses ne se manifestent que dans ce bras. On suspend l'emploi de la strychnine jusqu'au 18, en raison des vertiges qui ne cessent de tourmenter le malade. Pendant la suspension du médicament les vertiges ont encore lieu, mais à un moindre degré.

Le 19, on applique un vésicatoire à la nuque afin d'agir plus directement sur l'encéphale. La strychnine est appliquée à la dose de deux grains pendant plusieurs jours, et les mains reviennent graduellement à leur état naturel.

Nous possédons encore deux autres observations de paralysie des mains guérie par la strychnine à l'extérieur. Le même moyen nous a aussi réussi en partie dans deux cas de paraplégie.

PARAPLÉGIE

TRAITÉE PAR LA STRYCHNINE.

Le nommé Petit, âgé de 37 ans, tailleur, est un homme grêle et nerveux, sujet, depuis son enfance, à des épistaxis dont l'apparition annonçait toujours la suppression d'une céphalalgie habituelle. En 1819, l'hémorrhagie nasale n'ayant point reparu depuis six mois, Petit perdit tout à coup connaissance, entra en convulsion et éprouva un véritable accès d'épilepsie (saignée du bras, cautère à la nuque). Rien de notable jusqu'en 1820. A cette époque, nouvelle attaque, accompagnée de crises aiguës (saignée, infusion de valériane); malgré ces moyens, nouvel accès.

Six mois après, ils se rapprochent, et leur intervalle diminue chaque fois de moitié, au point qu'ils finissent par se manifester de quinze en quinze jours. En 1822, suppression d'une dartre que le malade portait sur les mains; depuis picotemens, dans les genoux, dans les cuisses, fourmillemens et faiblesse dans les membres inférieurs. En 1825, développement d'une pleurésie; elle cède à des ventouses scarifiées, un léger catarrhe lui succède. A cette époque, violente attaque d'épilepsie pendant laquelle les membres pelviens perdent complétement leur faculté locomotrice. M. Laennec, qui traita ce malade, le déclara au-dessus des ressources de l'art.

Petit entra à la Pitié pour une légère bronchite, elle céda aux moyens ordinaires; on chercha à pallier l'engourdissement et le refroidissement des membres inférieurs, à l'aide de linimens camphrés narcotiques; malgré ces moyens les membres s'atrophièrent.

Le 26 février, on administra deux pilules qui contenaient chacune un quart de grain de strychnine, elles ne provoquèrent que des picotemens dans l'épigastre; quelques jours après, une colite se manifesta, on la fit céder en douze jours aux boissons émollientes et légèrement astringentes. Le malade réclama alors des secours contre la maladie, toujours croissante, des extremités inférieures. Il était arrivé au point de ne pouvoir se traîner jusque sur la chaise qui était adossée à son lit. L'administration intérieure de la strychnine, se trouvant contre-indiquée par la susceptibilité du canal digestif, on en appliqua un quart de grain dans un cautère que le malade portait depuis quatre ans au bras gauche. Il éprouva de la chaleur et des picotemens passagers dans les membres; la dose fut portée jusqu'à un grain et demi sans que le malade en ressentît d'autres effets.

Je pensai que la chronicité de l'exutoire, son peu de surface et la pression du pois, pouvaient nuire à l'absorption.

Le 1er mars, on appliqua un vésicatoire au bras droit.

Le 4 mars, on le recouvrit d'un grain de strychnine; une heure après, picotemens avec soubresauts depuis les reins jusqu'aux pieds. La chaleur se ranime dans les extrémités inférieures, le malade s'endort; quelque temps après, il se réveille, et reconnaît que ses genoux ne fléchissent plus comme la veille. Il se transporte, à l'aide d'un bâton, jusqu'à son bassin; ce qui l'étonne d'autant plus, que six heures avant il ne sentait pas ses pieds, ne pouvait s'en servir, et se faisait porter au bassin par un infirmier.

Le 5, strychnine un grain ; trois heures après, chaleur universelle, fourmillemens dans les cuisses, sensation d'un mouvement circulatoire qui ranime les jambes, sueurs abondantes, retour de la dartre des mains ; même dose, mêmes effets jusqu'au 9. L'amélioration se trouve portée au point de permettre au malade de faire le tour de deux lits, en s'appuyant sur une béquille.

Le 9, par suite d'une erreur dans la distribution des médicamens, le malade avala un grain de strychnine en pilules ; une heure après, frissons, tremblemens, mouvemens irréguliers et involontaires des membres, trismus, douleurs dans les jambes et la région lombaire, secousses convulsives dans les membres, insomnie, chaleur, sueurs extrêmes, pupilles dilatées, langue nette, point d'inappétence, point de fréquence dans le pouls, mais anxiété extrême.

Le 10, le 11 et le 12, rien ne fut administré, néanmoins le malade éprouva de légers soubresauts.

Le 13 (un grain de strychnine sur le vésicatoire), la jambe gauche s'échauffe et se ranime, la droite a repris presque complètement sa faculté locomotrice ; l'engourdissement qui persiste dans le pied gauche, et l'atrophie des extrémités inférieures, paraissent les seuls obstacles à la marche.

Les mêmes moyens ont été continués, mais le malade est sorti sans qu'on ait pu parvenir à la guérison complète, son affection était trop compliquée et trop ancienne. Tout porte d'ailleurs à croire qu'elle tenait à une altération profonde dans la moëlle épinière.

OBSERVATIONS

SUR LA QUININE.

Le sulfate de quinine détermine, sur les exutoires, une cuisson mordicante, qui est habituellement suivie d'une suppuration abondante, et de la rougeur de l'exutoire. Dix ou quinze minutes après son application, une douce chaleur se fait sentir dans le membre sur lequel l'application a été faite, elle se propage au tronc et irradie dans toute l'économie. Le système capillaire s'injecte, sa circulation s'anime sans que le pouls augmente de fréquence, il descend même souvent au-dessous du type physiologique, ainsi que M. Bally l'a plusieurs fois remarqué. La chaleur ainsi développée persiste, pendant plusieurs heures, et particulièrement du côté sur lequel on a fait l'application; elle est souvent accompagnée de picotemens à la peau et d'une sensation passagère de brûlure à la langue et aux extrémités; l'inergie musculaire et l'innervation s'accroissent sensiblement. J'ai plusieurs fois remarqué que les pupilles se contractaient après l'administration de ce médicament, lorsqu'elles étaient préalablement dilatées.

FIÈVRE INTERMITTENTE (TIERCE)

GUÉRIE PAR LA QUININE.

Le nommé Rendiot, âgé de 26 ans, robuste et sanguin, fut pris d'une gastrite violente à la suite de quelques excès en alcool. Traitée par les anti-phlogistiques, elle s'était considérablement amendée le huitième jour; et la fièvre, qui avait été continue jusqu'à cette époque, passait au type tierce. Lorsque le malade se présenta à notre observation, nous remarquâmes que sa langue était rosée à ses bords et muqueuse à son centre, que les digestions étaient laborieuses et que l'épigastre n'était pas insensible à la pression. Pendant quinze jours environ, on traita cet homme par l'usage des délayans et un régime très modéré; les paroxismes se manifestèrent régulièrement tous les deux jours avec une grande intensité.

Le 1er avril, un vésicatoire fut appliqué au bras gauche.

Le 2 avril, la partie du derme mise à nu fut recouverte de six grains de sulfate de quinine; apyrexie parfaite.

Le 3 avril, même application.

Le 4, huit grains, apyrexie.

Le 5, dix grains. Nous observons que ce médicament détermine une chaleur qui irradie du bras dans le tronc, et que le topique, dont l'action avait été douloureuse dans le principe, est supporté sans souffrance.

Le 6, même médication, apyrexie.

Le 8, idem. On continue le médicament à la même dose.

Le 9, gastralgie, inappétence, vomissemens; néanmoins l'apyrexie continue.

Les fonctions digestives se rétablissent graduellement; la guérison se soutient toujours, et, le 16 avril, on commence à mélanger 6 grains de sulfate de quinine avec du cérat, et à le donner à dose décroissante.

Nous croyons devoir appeler l'attention sur une circonstance qui n'aura certainement pas échappé : c'est que les paroxismes qui ont suivi la fièvre gastrique, ont néanmoins marché et guéri, indépendamment de l'affection de l'estomac. Si nous ne craignions de surcharger ce travail d'observations semblables, nous pourrions citer un cas de guérison, obtenu en ville par un de mes collègues, au moyen de la même méthode; nous rapporterions aussi l'observation très concluante d'un jeune matelot, qui avait contracté sur mer une fièvre tierce. Cette maladie résistait depuis deux ans à l'administration intérieure du quinquina et de ses préparations; nous avons, en quinze jours, obtenu un succès complet par notre méthode.

FIÈVRE QUARTE.

Le nommé Lavenant (Alexis), âgé de 27 ans, carrier, homme robuste et bilieux, contracta une fièvre quarte pendant la dernière expédition en Espagne. Il l'attribue à un séjour prolongé sur un sol humide pendant des nuits très fraîches qui succédaient aux grandes chaleurs du jour. La maladie avait été traitée dans les hôpitaux militaires, par le quinquina et le sulfate de quinine. Elle avait disparu pendant un mois environ, pour revenir ensuite avec les types tierce et quarte.

Le 9 mars 1824, six mois s'étaient écoulés depuis l'invasion de la maladie. L'apyrexie était bien marquée, les accès avaient le type quarte : la période de frisson était très intense et de deux heures environ ; celle de chaleur durait peu, mais les sueurs se prolongeaient pendant trois et quatre heures. Durant l'intermittence, la langue était habituellement couverte d'un enduit limoneux jaunâtre, la bouche était amère, l'appétit modéré ; du reste, le ventre était souple et indolent, les excrétions étaient faciles et naturelles, la peau avait une teinte jaune paille, il y avait un peu de langueur dans l'appareil locomoteur, et la maladie avait déjà influencé le moral du malade.

Pendant dix jours, on donne, sans succès marqué, depuis huit jusqu'à dix grains de sulfate de quinine.

Le 18, on applique un large vésicatoire sur le bras gauche.

Le 20, six heures avant l'accès, on le saupoudre avec six grains de sulfate de quinine ; le paroxisme a lieu, mais il ne dure qu'une heure, au lieu de trois.

Le 22, même dose. Nous observons que le médicament stimule la surface de l'exutoire; le malade déclare que six minutes après son emploi, une chaleur vive s'élève du bras et se répand dans le thorax.

Le 23, huit grains; l'accès ne consiste qu'en frissons passagers, suivis de quelques sueurs.

Le 25, même dose.

Le 26, dix grains, douze minutes avant l'accès. Il fut complétement supprimé; les autres accès le furent de la même manière, on a seulement noté, à l'époque où ils devaient apparaître, un peu de chaleur à la peau sans fréquence dans le pouls. La langue n'a jamais offert de rougeur, et les fonctions digestives n'ont point été troublées. Nous croyions le malade guéri, lorsque, le 9 avril, il eut un accès de fièvre qui dura cinq heures, à la suite d'une forte indigestion.

Le 12, la langue étant chargée, le malade éprouvant des nausées et un sentiment de plénitude à l'épigastre, sa figure offrant une teinte jaunâtre vers la commissure des lèvres et des paupières et sur le trait nasal, on prescrivit un émétique qui amena des selles et des vomissemens abondans.

Le 13 (camomille) ; mieux marqué.

Le 15, un paroxisme reparut; nouvelle application de quinine à l'extérieur, mais, la seconde dose n'ayant pas amené de changement notable, on donna ce médicament à l'intérieur, à la dose de douze grains, on modéra l'accès attendu. Quinze grains furent ensuite administrés, et la fièvre cessa pour ne plus reparaître.

En citant cette observation, j'ai eu d'abord pour but de faire voir que toutes les méthodes peuvent échouer, et que la nôtre n'est pas exempte d'insuccès. J'ai voulu, en second lieu, rappeler l'attention sur ce qui arrive lorsqu'on soumet, pendant long-temps, les malades aux mêmes médicamens. S'ils ne réussissent pas dans le principe, l'économie s'y habitue tellement, qu'ils ne peuvent plus provoquer l'effet nécessaire pour la guérison. Dans ce cas, on change toujours avec avantage le mode d'administration. On a pu voir que le sulfate de quinine, qui avait échoué pendant long-temps à l'intérieur, a d'abord réussi sur le derme, et qu'après avoir échoué par cette voie, lors du retour de la maladie, il a été administré avec succès à l'intérieur.

Malgré les avantages que nous avons obtenus dans le traitement des fièvres intermittentes, par le sulfate de quinine à l'extérieur, nous n'engageons pas à recourir à cette médication lorsque les voies digestives sont en bon état; car alors l'administration intérieure est sans aucun inconvénient et il serait superflu de fatiguer les malades par l'application d'un vésicatoire. Nous restreignons ce moyen aux cas dans lesquels on a reconnu une grande susceptibilité intestinale, ou une complication inflammatoire dans les premieres voies, et à ceux où l'usage intérieur est resté sans succès.

HÉMICRANIE

TRAITÉE PAR LE SULFATE DE QUININE.

Le nommé Chevignac, âgé de 23 ans, fut atteint d'une hémicranie, tandis qu'il était convalescent d'une gastro-entérite. Pendant dix jours, elle se fit sentir depuis cinq heures du matin jusqu'à midi. Des douleurs lancinantes et de violens battemnes se développèrent au-dessus de l'œil droit. Il est à noter que cette maladie se manifesta au printemps, et que, depuis environ six ans, le malade savait qu'il éprouvait à la même époque un peu de surdité à droite, et que les paroles retentissaient alors douloureusement dans ses oreilles. Lorsque l'hémicranie se fit sentir, l'état du canal intestinal ne parut pas assèz satisfaisant pour administrer le sulfate de quinine à l'intérieur ; un vésicatoire fut appliqué à la nuque : le lendemain l'hémicranie parut comme à l'ordinaire. Six grains de sulfate de quinine déposés sur le vésicatoire déterminèrent la guérison.

OBSERVATIONS

SUR LE KERMÈS.

Le kermès minéral irrite et phlogose parfois les exutoires sur lesquels on l'applique.

Il stimule constamment les bronches, augmente la toux et favorise très notablement l'expectoration; parfois il détermine de légères coliques et un effet purgatif.

ENGOUEMENT BRONCHIQUE

GUÉRI PAR LE KERMÈS.

Le sujet de cette observation est un jeune homme robuste et sanguin. Il était en convalescence d'une gastro-entérite, lorsqu'il fut pris d'une otite qui amena de la suppuration par la conque de l'oreille; on appliqua un vésicatoire sur l'apophyse mastoïde. Dès lors l'écoulement diminua notablement. La guérison paraissait assurée, lorsque de la toux, de l'oppression, des picotemens dans la trachée et du râle muqueux se manifestèrent. Vers le cinquième jour, engouement bronchique très caractérisé par un gargouillement muqueux dans tout le thorax; oppression croissante et difficulté extrême pour expectorer. Le kermès paraissait indiqué, mais on pouvait craindre, en l'administrant à l'intérieur, de réveiller la phlegmasie gastro-intestinale qui avait si gravement compromis le malade. Je me décidai à essayer l'application du kermès sur la surface du vésicatoire qui suppurait encore derrière l'oreille. Le médicament ayant été réduit en poudre impalpable, deux grains furent incorporés avec un peu de cérat et administrés à l'extérieur. Quelques secondes après, picotemens très vifs à la surface du vésicatoire, et, en moins d'une demi-heure, expectoration abondante et facile.

Cet effet parut si tranché, si remarquable, que nous supprimâmes, le lendemain, le médicament, afin de savoir quelle part il avait eu dans l'amélioration. Tous les accidens qui appartenaient à l'engouement bronchique, reparurent avec leur intensité première ; le médicament fut réapposé, les accidens cessèrent de nouveau. On le continua pendant plusieurs jours, et le malade sortit de l'hôpital ne conservant plus qu'une irritation modérée passée à l'état chronique.

Nous avons déterminé les mêmes effets dans deux autres cas analogues au précédent.

OBSERVATIONS

SUR LE MUSC.

Les effets du musc nous sont encore peu connus; il paraît provoquer la diaphorèse et diminuer les selles et les urines.

ASTHME

TRAITÉ PAR LE MUSC.

Loliot, âgé de 62 ans, maréchal ferrant, entra, une première fois, à l'hôpital Cochin, avec une orthopnée des plus intenses; le râle sibilant se faisait entendre. La maladie présentait plusieurs redoublemens, pendant lesquels Loliot ne pouvait siéger que sur son séant, les mains fortement fixées sur les objets environnans, les épaules élevées, la tête haute, la bouche ouverte, le cou tendu en avant, comme s'il allait au-devant de l'air qu'il voulait respirer. Les saignées n'ayant amené qu'un soulagement momentané, on se décida à l'administration d'un julep, avec musc six grains. Dès lors, sueurs abondantes, respiration plus facile, circulation moins brusque ; la dose fut augmentée jusqu'à dix grains, et le malade sortit dans un bon état. Il reprit ses occupations pendant deux mois, au bout desquels il rentra à l'hôpital Cochin, dans la situation où nous l'avions vu la première fois. Un vésicatoire fut appliqué au bras, et l'on se décida, huit jours après, à le recouvrir de six grains de musc. Cette application eut, quelques heures après, absolument les mêmes effets que l'administration à l'intérieur; sueurs abondantes, à la suite desquelles soulagement toujours croissant, et disparition rapide de tous les accidens. La guérison s'en est suivie.

Nous remarquerons que, dans le traitement des névroses du cœur et des poumons, on obtient rarement des effets avantageux par l'emploi des narcotiques; on administre avec plus de succès les médicamens connus sous le nom d'anti-spasmodiques. Cette remarque nous a paru générale pour toutes les névroses du mouvement des viscères splanchniques. Elle établit une différence essentielle entre elles et celles de l'appareil de relation.

OBSERVATIONS

SUR L'ASSA-FETIDA.

Nous ignorons complètement son mode d'action.

NÉVRALGIE FRONTALE

TRAITÉE PAR L'ASSA-FETIDA.

La nommée Chauvin (Geneviève), âgée de vingt-quatre ans, frangière, robuste et sanguine, sujette, depuis sa vingtième année, à des accès d'hystérie, fut prise, sans cause connue, d'une névralgie sur-aiguë du front et des tempes. La maladie avait les caractères suivans : Tous les jours, à trois ou quatre heures après midi, frisson général avec tremblement, élancemens intolérables aux deux côtés du front, sur le trajet des branches temporales du nerf facial ; face chagrine, ridée , injectée ; paupières fermées et contractées ; larmoiement et odontalgie à gauche ; gonflement des veines temporales superficielles ; battement violent des artères correspondantes ; chaleur , engourdissement et pesanteur de tête ; douleur dans le pharynx, dysphagie, anxiété, inappétence. Les menstrues sont régulières. Les antiphlogistiques soulagèrent momentanément , mais le tic reparut avec une acuité désespérante ; les pédiluves , l'eau de tilleul et d'oranger , l'acétate de morphine à l'intérieur, n'amenèrent aucun soulagement ; il en fut de même des frictions avec l'éther acétique et avec l'acétate de morphine incorporé à la dose d'un grain dans un gros d'axonge ; les potions avec l'assa-fœtida , ou le musc , furent rejetées par le vomissement. L'état de Chauvin s'aggrava de jour en jour ; elle maigrit et perdit courage.

J'appliquai un demi-grain d'acétate de morphine sur un vésicatoire, après l'avoir laissé suppurer plusieurs jours , ce qui n'amena aucun changement. Je portai la dose à deux grains ; la douleur névralgique disparut complètement ; néanmoins pesanteur de tête, éblouissemens , palpitations , nausées , défaillance , soif, picotemens sur toute la peau , constipation, contraction des pupilles, surtout à gauche. Le lendemain matin, accès d'hystérie, le tic reparut; nous eûmes alors recours à la teinture d'assa-fœtida; dix gouttes furent versées, matin et soir, sur la surface du vésicatoire. Le jour suivant, élancemens à peine sensibles. Les tempes restant encore douloureuses à la pression, on augmenta la dose jusqu'à trente gouttes, et en moins de huit jours la malade reprit de l'appétit, de la fraîcheur, et se trouva complètement guérie.

OBSERVATIONS

SUR LE SAFRAN.

Son mode d'action ne nous est pas connu.

NÉVRALGIE OCCIPITO-FRONTALE

TRAITÉE PAR LA POUDRE DE SAFRAN.

Le nommé Tourdon, âgé de vingt-neuf ans, portait une irruption furonculeuse sur le cuir chevelu; lorsqu'elle fut sur le point de se terminer, le malade ressentit des douleurs térébrantes dans la région occipitale; elles étaient si violentes qu'il les comparait à des coups de marteau; bientôt elles s'étendirent de l'occiput au front et à la plus grande partie de la tête; elles se manifestaient régulièrement par accès, depuis deux heures après midi jusqu'à environ trois heures du matin; parfois elles laissaient une heure de rémission, et permettaient au malade de s'assoupir, mais il ne tardait pas à être réveillé. La douleur était excitée par le moindre mouvement ; elle se portait souvent au côté droit de la tête, et provoquait, dans l'oreille correspondante, des élancemens atroces ; l'action de parler déterminait une congestion dans le cuir chevelu, et des pulsations douloureuses. La morphine et l'assa-fœtida n'eurent aucun effet à l'extérieur ; le sulfate de quinine à l'intérieur, les vésicatoires, les saignées générales et locales furent également sans action. On essaya la belladone sur un vésicatoire, depuis un demi-grain jusqu'à deux ; ce médicament ne dilata pas sensiblement les pupilles et resta sans action ; on lui substitua alors six grains de safran. Le soulagement qui s'en suivit fut des plus notables, et la guérison parut radicale.

Depuis quinze jours, la névralgie avait entièrement disparu, lorsqu'une nouvelle douleur se développa dans l'articulation scapulo-humérale gauche, et s'y fit sentir avec une telle acuité qu'elle arracha des larmes au malade, et provoqua de la fièvre. (Vésicatoire sur le deltoïde.) Le soir même, la douleur avait passé dans le genou gauche ; on le recouvrit d'un cataplasme arrosé de teinture de safran ; il produisit un grand soulagement. Sur le vésicatoire de l'épaule on appliqua quinze gouttes d'assa-fœtida et un grain d'acétate de morphine. Cette médication fut continuée pendant huit jours environ, et amena une guérison complète.

Cette observation paraît digne d'intérêt sous plusieurs rapports; elle indique, en premier lieu, la liaison qui existe entre les affections connues sous le nom de névralgies, et celles que l'on a désignées par la dénomination de rhumatismes; elle prouve, en second lieu, combien on est près de la guérison, lorsqu'on est parvenu à faire prendre un caractère de mobilité à des affections qui étaient primitivement fixes et inhérentes. On a pu voir que la morphine et l'assa-fœtida n'avaient pas eu d'effets bien durables; que la belladone était restée sans action, et que tous les honneurs de la cure étaient dus aux applications de safran. Nous en conclurons que l'on doit varier les moyens dans les maladies qui sont souvent semblables en apparence. L'expérience est le seul guide à cet égard.

OBSERVATIONS

SUR L'ÉMÉTIQUE.

Ce médicament est tellement irritant sur les vésicatoires, qu'il est presque intolérable. A la dose de quatre grains, il produit des selles et une diaphorèse générale. Nous n'avons point encore observé de vomissemens provoqués par son usage à l'extérieur; il paraît favoriser l'absorption interstitielle. Nous l'avons administré dans un cas d'érysipèle facial, compliqué d'embarras gastrique. L'exanthème a disparu si rapidement que nous avons redouté une métastase; cependant aucun accident ne s'est développé.

ÉRYSIPÈLE DE LA FACE

COMPLIQUÉ D'EMBARRAS GASTRIQUE, TRAITÉ PAR L'ÉMÉTIQUE A L'EXTÉRIEUR.

M. ***, âgée de vingt-trois ans, affectée de phthisie pulmonaire, était en proie à une toux sèche et à des sueurs continuelles. Des douleurs obtuses, mais sans cesse renaissantes, se faisaient sentir dans différens points du thorax. Les boissons béchiques, l'acide prussique médicinal, les exutoires, rien ne pouvait suspendre la marche de cette maladie. Nous combattîmes plusieurs fois, chez cette dame, une constipation opiniâtre, par des applications extérieures de cinq à six grains de jalap. Pendant le cours de ce traitement, une complication nouvelle survint. La face devint tout-à-coup le siége d'un vaste érysipèle, remarquable par sa couleur rose, nuancée d'une teinte jaunâtre. La langue parut fortement chargée et rougeâtre à ses bords. Il y eut une céphalalgie sous-orbitaire et de la fréquence dans le pouls. L'extrême maigreur et la faiblesse de cette femme ne permettant pas de songer aux évacuations sanguines, nous appliquâmes, le deuxième jour de l'éruption, deux grains de tartrate antimonié de potasse sur le vésicatoire. Ils y déterminèrent une stimulation très-énergique; deux heures après, des sueurs commencèrent, les urines coulèrent en abondance, mais on n'observa point de nausées ni d'irritation intestinale; une selle eut lieu. Le lendemain, les yeux peuvent être ouverts, la face a diminué de volume d'une manière surprenante. La desquamation commence partout; l'érysipèle est complètement flétri. Pendant les jours suivans, on se borne au régime et aux délayans; la langue se nettoie, l'appétit revient. Ce qui nous a tous étonnés, c'est que l'affection du thorax s'était si bien amendée que la malade a pu reprendre un peu de fraîcheur et d'embonpoint.

Nous possédons encore l'observation d'un apoplectique chez lequel l'émétique paraît avoir favorisé la résolution d'un épanchement récent; mais il est si fréquent de voir les facultés sensitives et locomotrices revenir, d'un jour à l'autre, dans les apoplexies, que nous ne la regardons nullement comme concluante.

OBSERVATIONS

SUR

L'EXTRAIT DE BELLADONE.

Cet extrait dilate rarement les pupilles lorsque l'exutoire est éloigné du cerveau; mais, dans tous les cas, la faculté optique éprouve des suspensions brusques et fréquentes. Lorsque la dose est un peu élevée on observe la dilatation des pupilles, et un délire qu'accompagnent la loquacité, le balbutiement et un tremblement général. Nous avons également remarqué des vomissemens bilieux, des coliques, des selles copieuses, et le ballonnement du ventre.

Dans un cas où le vésicatoire fut appliqué à gauche, la pupille droite fut seule dilatée, et l'affaiblissement optique n'eut lieu que de ce côté. L'extrait de belladone a aussi diminué les sécrétions bronchiques, et agi, comme antispasmodique. Dans les cas de dyspnée, nous l'avons donné de un à huit grains.

L'extrait était préparé à une douce chaleur par l'évaporation du suc de la plante fraîche.

On est toujours obligé de le mêler à un corps gras ou émollient, parce qu'il est trop irritant sur la surface des vésicatoires, ou dans le tissu cellulaire. Il paraît agir avec plus d'énergie à l'extérieur que lorsqu'il est introduit dans l'estomac.

OBSERVATIONS

SUR L'EXTRAIT DE SCILLE.

Cet extrait provoque des quintes de toux, il favorise l'expectoration pendant qu'on l'administre ; la quantité des urines augmente manifestement, et leur émission devient plus fréquente. Ce moyen a favorisé, dans deux cas, la résolution de vastes épanchemens pleurétiques; nous l'avons donné de un à dix grains. Il agit douloureusement sur la peau dénudée.

OBSERVATIONS

SUR LE

DEUTO-CHLORURE DE MERCURE.

Le deuto-chlorure de mercure, appliqué sans mélange, fait escarre en peu d'heures; lorsqu'il est mêlé avec de l'axonge, les malades s'habituent facilement à son contact. Il détermine des sueurs et de la chaleur à la peau, il augmente un peu la quantité des selles et des urines. Ses effets les mieux tranchés sont la salivation et des tiraillemens dans les membres; il n'est pas rare d'observer des crampes et des fourmillemens. Nous avons employé ce moyen depuis un seizième de grain jusqu'à deux, dans des cas de syphilis constitutionnelle; son action a toujours été manifeste, mais il nous a été difficile de juger si la maladie guérissait radicalement.

Il est encore beaucoup d'autres médicamens dont nous avons fait usage, mais leurs effets ne sont pas encore assez tranchés pour être mentionnés.

FIN.

www.ingramcontent.com/pod-product-compliance
Ingram Content Group UK Ltd.
Pitfield, Milton Keynes, MK11 3LW, UK
UKHW020316250726
13967UKWH00004B/1751